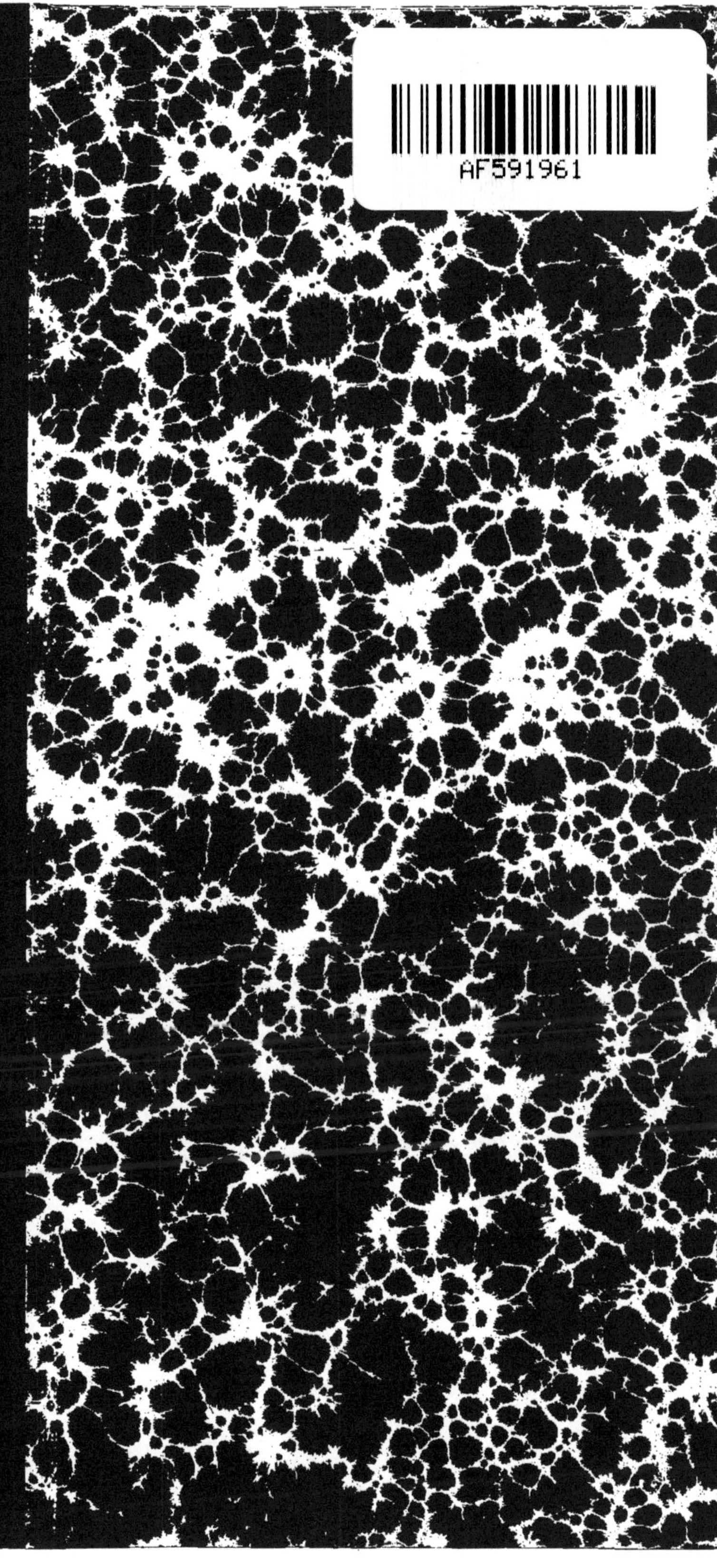

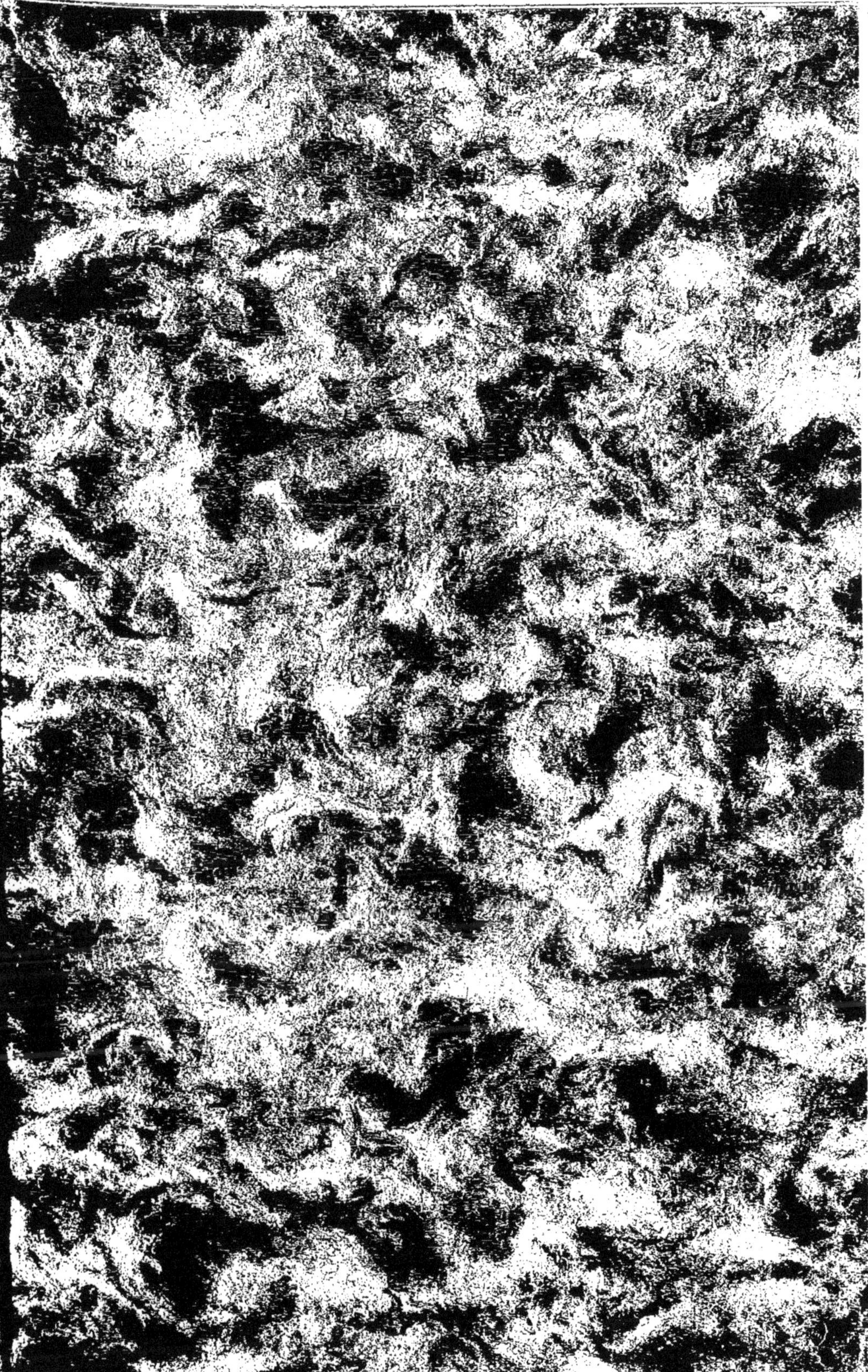

R. LAUB 1968

(Avec Carte Explicative)

PAR

P. DUTRIEUX

SOUVENIRS

D'UNE

EXPLORATION MÉDICALE

DANS

L'AFRIQUE INTERTROPICALE

PUBLICATIONS DU MÊME AUTEUR

Considérations sur l'anémie et la chlorose (Mémoire couronné par la Société de Médecine de Gand). Gand 1870.

Réflexions sur l'èpizootie chevaline au Caire en 1876. Le Caire, Delbos, 1877.

De l'Ophtalmie communément appelée Ophtalmie d'Egypte. (Traduit en arabe et publié aux frais de l'Etat). Le Caire 1878.

Le Choléra dans la Basse-Egypte en 1883. Relation d'une *Exploration médicale* dans le Delta du Nil pendant l'épidémie cholérique (avec carte explicative). Paris, Berthier 1884.

Le Choléra et les Quarantaines. (Communication faite au congrès international d'hygiène de La Haye en 1844). Bruxelles, Weissenbruch. 1884.

SOUVENIRS

D'UNE

EXPLORATION MÉDICALE

DANS

L'AFRIQUE INTERTROPICALE

(Avec Carte Explicative)

PAR

P. DUTRIEUX

Docteur en médecine de la Faculté de Paris
Professeur honoraire à l'École de Médecine du Caire
Membre honoraire de l'Union syndicale de Bruxelles
Chevalier de la Légion d'honneur
Officier de l'Instruction publique

GEORGES CARRÉ
Libraire-Éditeur
112, Boulevard St-Germain
PARIS

A. MANCEAUX
Libraire-Éditeur
Rue des Trois-Têtes, 12
BRUXELLES

1885

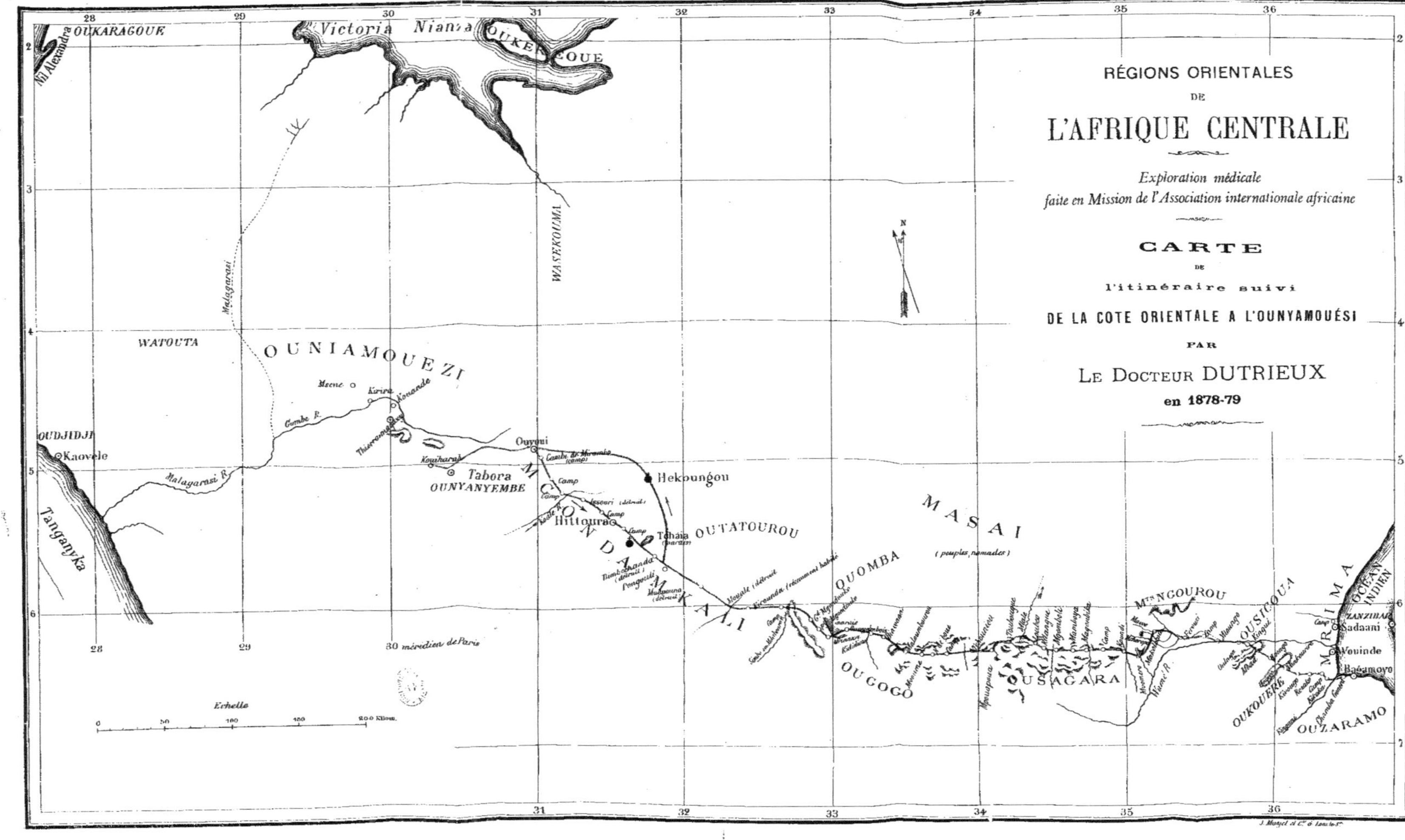

RÉGIONS ORIENTALES
DE
L'AFRIQUE CENTRALE
Exploration médicale
faite en Mission de l'Association internationale africaine
CARTE
DE
l'itinéraire suivi
DE LA COTE ORIENTALE A L'OUNYAMOUÉSI
PAR
LE DOCTEUR DUTRIEUX
en 1878-79
N
Victoria Nianza
OUKEREOUE
OUKARAGOUE
Nl Alexandra
WASEKOUMA
Malagarasi
WATOUTA
OUNIAMOUEZI
Msene
Kirira
Konande
Gombe R.
OUDJIDJI
Kaovele
Malagarasi R.
Tanganyka
Ouyoui
Kouiharah
Tabora
OUNYANYEMBE
Hekoungou
Camp
Hittouro
Tchaia
OUTATOUROU
MGONDA MKALI
MASAI
(peuples nomades)
QUOMBA
OUGOGO
OUSAGARA
Mts NGOUROU
OUSICOUA
OUKOUERE
OUZARAMO
MRIMA
OCEAN INDIEN
ZANZIBAR
Sadaani
Vouinde
Bagamoyo
30 méridien de Paris
Echelle
0
50
100
150
200 Kilom.

AVANT-PROPOS.

Je ne puis me dispenser, pour l'intelligence de mon sujet, de relater succintement les circonstances qui m'ont mis à même d'étudier d'une manière particulière la pathologie des Européens dans l'Afrique intertropicale ; c'est en qualité de membre et de médecin de la première expédition belge de l'Association internationale africaine que j'ai passé, dans les régions Orientales de cette zône (en 1878-1879), un temps suffisant pour en analyser les conditions climatologiques et pour apprécier les caractères des influences pathologiques qui y dominent (1).

(1) Peu après leur arrivée à l'île de Zanzibar, deux des trois membres de l'expédition belge venaient de succomber, l'un à une fièvre rémittente, l'autre aux suites d'une insolation, après quelques jours de maladie; cette circonstance m'inspira le désir d'aller étudier sur place les conditions d'insalubrité du climat africain, qui alarmaient l'opinion publique en Belgique. Mon offre fut agréée avec empressement par le Comité de Bruxelles, au désir duquel je déférai en quittant immédiatement le Caire — où j'exerçais la médecine — pour me rendre à Zanzibar, sans que j'eusse, ni le loisir de me préparer scientifiquement à mon voyage d'exploration, ni l'occasion de contracter un engagement régulier avec l'Association internationale africaine au service de laquelle j'entrai ainsi librement, spontanément, sans contrat d'aucune sorte.

J'eus l'occasion d'apprécier, dans la suite, combien est justifiée l'opinion des voyageurs d'après lesquels une mission sientifique proprement

On peut voir, sur la carte ci-jointe, que mon voyage a eu Bagamoyo pour point de départ, et l'Ounyamouési central comme point d'arrivée ; j'ai quitté Kouihara, après

dite n'a de chances d'aboutir à des résultats scientifiques de quelque importance qu'à condition d'être personnelle et indépendante.

Pour se livrer à des investigations suivies, l'explorateur doit avoir l'entière liberté de ses mouvements, et le sort de ses travaux ne peut être lié aux vicissitudes et aux *impedimenta* d'une expédition générale ; sa mission, pour être fructueuse, ne doit être influencée par aucune considération latérale; aussi est-il désirable que l'explorateur voyage seul, avec une faible escorte et un léger bagage, ce qui lui permettrait de s'écarter des routes déjà parcourues pour aller visiter les contrées qui bordent ces routes et que nous ne pouvons encore apprécier que par les racontars des gens de Zanzibar.

J'avais nourri le projet d'entreprendre une série de recherches d'anthropologie et d'ethnologie parmi les tribus habitant au nord-ouest de Tabora (dans la direction du Karagoué) sur le territoire compris entre les extrémités des trois grands lacs équatoriaux: je me retirai du service de l'Association internationale africaine, aussi librement que j'y étais entré, quand je cessai d'entrevoir la possibilité de réaliser mes vues scientifiques dans les conditions d'indépendance qui me semblaient d'une nécessité absolue. Je quittai Tabora, après y avoir passé plusieurs mois; et ce fut sans regret, car j'étais destiné à y garder un dépôt de marchandises, sans doute nécessaire aux intérêts généraux des futures expéditions belges, mais qui ne réclamait pas, à mon sens, la présence d'un médecin, ni d'un voyageur scientifique. Pareille perspective ne comportait guère de satisfaction morale de nature à compenser le sacrifice que je faisais de mon temps, de ma santé et de ma vie, et elle écartait toute occasion de recherches scientifiques assez importantes pour justifier, à mes propres yeux, un plus long séjour dans ces contrées. — De tels détails n'offrent guère qu'un intérêt personnel ; il m'a semblé cependant que je devais les mentionner, en passant, pour ne pas laisser l'esprit du lecteur en suspens sur les conditions dans lesquelles s'est effectuée mon exploration, et pour lui faire comprendre que des raisons de force majeure ont quelque peu contribué à alléger le poids du bagage scientifique que j'ai rapporté de mon voyage.

Il me serait pénible, en évoquant incidemment ici quelques souvenirs personnels, de passer sous silence la dette de reconnaissance que j'ai contractée envers les missionnaires français qui m'ont recueilli quand je

la saison des pluies, pour revenir à la côte par une route qui a été à peu près la même que celle de mon voyage d'aller. Comme j'aurai l'occasion de l'exposer incidem-

tombai malade, quelques jours après mon retour à Bagamoyo : nobles cœurs, (Alsaciens pour la plupart), dont je disais à une autre occasion : (1) « Puisque je parle ici des missionnaires, je serais injuste et personnelle- « ment ingrat, si je ne vous signalais pas les services que rendent, à « tous les voyageurs, les missionnaires français établis, depuis 10 ans, « à Bagamoyo. Ce sont les premiers Européens qui se soient fixés sur « cette côte insalubre, et, aux yeux de tous les Africains, ce ne sont pas « seulement d'humbles prêtres que ces vaillants pionniers, ce sont encore « et surtout des Français, qui ont planté sur cette terre désolée le dra- « peau de notre civilisation ! » J'ajouterai que c'est notamment par les soins médicaux qu'ils donnent aux indigènes qu'ils ont su gagner leur confiance et qu'ils sont arrivés à populariser le nom de la France sur toute la côte qui fait face à l'île de Zanzibar.

(1) *L'Afrique Orientale et le Bassin du Nil,* conférence donnée à la Société de Géographie de Lyon. 1880. Bulletin de la Société p. 36.

On sait que les plateaux salubres de l'Afrique équatoriale ne sont guère accessibles que par trois grandes routes : celle du Nil, celle du Congo et celle de l'Afrique Orientale dont il est question dans cette étude.

Il y a cinq ans, dans une conférence sur les routes de l'Afrique centrale où nous analysions les difficultés dont est semé l'itinéraire suivi par les expéditions belges pour se rendre de la côte Orientale au lac Tanganika, nous disions, à la Société de Géographie de Lyon : « Les contrées que traverse cette route offrent un vaste théâtre aux explorations des savants et aux efforts des missionnaires ; mais, dans l'état actuel des choses, elles n'offrent aucune ressource à l'activité commerciale des Européens. — L'ivoire y est le seul objet d'exportation et y devient de plus en plus rare. Presque tout l'ivoire qui arrive à la côte provient du Manyéma, de l'Ouemba et du Karagoué. Dans les contrées que j'ai parcourues, il n'y a d'autres matières d'échange que les produits du sol, les céréales, les légumi-

ment au cours de ce travail, j'eus plus particulièrement à souffrir du climat africain à Bagamoyo et à Kouihara; c'est, en effet, à la côte et dans l'Ounyanyembé que les

neuses, et le bétail; encore toute une région, dont la traversée exige trois semaines de marche est-elle dépourvue de gros bétail, car son climat n'en permet pas l'élève; quant aux richesses naturelles du sol, elles sont consommées sur place; elles servent à la nourriture des indigènes et des caravanes; les nègres ne cultivent que l'étendue de terre voulue pour produire une récolte qui suffise à leurs besoins. S'ils ont beaucoup de bétail dans leurs étables et de vivres dans leurs greniers, ils sont exposés aux razzias d'une tribu moins laborieuse.

« Le manque de richesse est dû à un manque de sécurité; à ce manque de décurité vient se joindre la paresse naturelle du nègre: telle est la cause se ces disettes qui désolent souvent toute une contrée. — En certains points, on pourrait faire de grandes plantations de cannes à sucre et de cotonniers: mais trois grandes difficultés se dresseront devant le planteur Européen: *le climat*, le manque de travailleurs (à moins qu'on ne recoure aux Chinois), l'éloignement de la côte et l'insuffisance des moyens de transport et des voies de communication.

« Ainsi, les contrées qui s'étendent, sur un espace de quelques degrés de longitude, entre la côte de Zanzibar et le Tanganika, n'offrent aucun débouché sûr et avantageux aux produits de l'industrie européenne, et, au point de vue colonisateur, leur avenir apparaît comme bien lointain et bien douteux.

« On ne peut considérer la route que je vous ai décrite, comme une route *commerciale*, mais simplement comme une route *humanitaire*. Elle n'est évidemment qu'un pis-aller temporaire. » (1) Nous avons longuement exposé les mêmes vues, dans une conférence à l'Union syndicale de Bruxelles, en 1880. (2). Quoique le projet d'arriver aux régions salubres de l'Afrique réellement centrale, par la voie du Congo, soit encore à l'état d'espérance, la route que nous avons suivie, et dont nous signalions, en 1880, tous les inconvénients, à commencer par son *insalubrité*, vient d'être condamnée par l'Association Internationale africaine. *L'Indépendance belge* du 12 mars 1885, annonce, en effet, « *qu'à la suite de la*

(1) Voir Bulletin de la Société de Géographie de Lyon. 1880. p 240.
(2) La question africaine au point de vue commercial. Bruxelles, 1880.

fièvres paludéennes sévissent avec le plus d'intensité. A mon second passage à Bagamoyo, je fus atteint d'une fièvre rémittente grave qui faillit m'emporter; je ne dus la vie qu'aux soins dévoués des missionnaires français établis en ce point, et qu'à la bonne pensée qu'eut le commandant de la canonnière française la *Décidée* (que le hasard avait amené à Bagamoyo) de me faire quitter cette localité particulièrement insalubre en me faisant transporter, sur la *Décidée*, à l'île de Zanzibar.

Après une huitaine de jours passés à l'infirmerie de la Mission française de Zanzibar, je m'embarquai, ou plutôt, l'on m'embarqua pour Aden; parti du Caire en avril 1878, j'y étais de retour en novembre 1879, après avoir séjourné plus d'un an dans l'Afrique Orientale; il me fallut plusieurs mois de repos, de soins, et de changement d'air en Europe, pour me rétablir des rudes atteintes du paludisme qui avaient fini par me terrasser en me frappant d'une sciatique rebelle.

constitution de l'Etat du Congo, les expéditions belges par la côte orientale seront abandonnées. On céderait Karéma à une mission (1). *L'Association concentrerait sur l'Etat du Congo toute son activité.* »

La probité scientifique nous a imposé, il y a 5 ans, un devoir aussi pénible qu'ingrat : celui de critiquer, sans réticences, la route si insalubre de l'Afrique Orientale suivie, jusque dans ces derniers temps, par des expéditions qui, destinées à fonder des stations scientifiques et hospitalières, ne pouvaient rationnellement avoir pour objectif que les plateaux salubres de l'Afrique centrale proprement dite. Les évènements sont venus démontrer la justesse de nos critiques; c'est que, tôt ou tard, la

(1) Karéma est une localité située sur les bords du Tanganika, au sud d'Oudjidji (où réside une mission anglaise). Après mon départ de Tabora, l'expédition belge dont j'avais fait partie, jeta à Karéma les bases d'une station, où plusieurs expéditions belges se sont succédées depuis lors, et qui vient d'être cédée, d'après les uns, aux missionnaires d'Alger, d'après les autres, au gouvernement Allemand.

Mon état de santé ne me permit pas alors de faire une relation détaillée de mes travaux ; dans celle qui va suivre, j'ai eu, avant tout, à cœur de donner un aperçu médical aussi exact que possible ; j'espère que, malgré ses imperfections, elle recevra du lecteur un accueil indulgent, car elle a été écrite avec sincérité et inspirée par la pensée d'être utile aux Européens appelés à voyager dans l'Afrique intertropicale.

Dans les régions intertropicales de l'Afrique, les hommes de race blanche sont exposés à diverses influences pathologiques dont le nécrologe des explorations n'atteste que trop la gravité. L'étude de ces influences n'offre pas seulement un intérêt direct au point de vue de la santé de ceux qui les subissent ou qui sont destinés à les subir ; elle a encore une importance indirecte au point de vue de l'acclimatement des Européens et du sort de leurs entreprises civilisatrices dans l'intérieur du continent africain.

Dans cette étude, que nous a dictée une expé-

vérité scientifique est appelée à triompher de l'erreur, même en matière de géographie médicale africaine. C'est ainsi que, chose rare entre toutes, il peut arriver à un médecin voyageur d'être prophète dans son pays : tant il est vrai que la science réserve certaines satisfactions morales pour ses plus humbles adeptes, quand, après avoir observé consciencieusement les faits, ils n'hésitent pas à les interpréter suivant les règles du bon sens et de la logique naturelle, et que, bannissant toute préoccupation latérale, ils s'appliquent à dégager les conséquences de leurs observations sans parti-pris, mais aussi sans faiblesse, sans complaisance pour les courants de l'opinion, quels qu'ils soient et de quelque hauteur qu'ils puissent descendre. Il nous semble que le médecin qui apporterait d'autres soucis que celui de la vérité, dans l'appréciation de ces graves questions où tant d'existences humaines sont en jeu, se rendrait coupable d'une véritable forfaiture morale...

rience assez péniblement acquise, nous n'avons eu d'autre but que de faire ressortir les principaux caractères de la pathologie des Européens dans la zône torride de l'Afrique, et de formuler, d'après les résultats de notre observation personnelle, quelques vues d'une portée pratique, en nous abstenant de discussions théoriques et de considérations doctrinales approfondies (1).

Quant à la note personnelle qui domine cet exposé, elle trouve son explication dans la nature même de notre sujet : le nombre des Européens qui ont séjourné dans l'Afrique centrale n'est pas bien considérable ; le nombre de ceux qui en sont revenus est hélas ! moindre encore ; aussi n'est-ce que d'une série de documents humains, que pourra se dégager la pathologie des blancs dans ces contrées.

(1) Notons, à cette occasion, qu'une lacune que nous avons signalée à l'époque a été comblée depuis, grâce à l'initiative de la Société de Médecine pratique de Paris, (et notamment de son distingué secrétaire général, M. le Dr Gillet de Grandmont) qui, sous les auspices de toutes les Sociétés de Géographie de France, a publié un *Guide hygiénique et médical du voyageur dans l'Afrique intertropicale* Ce guide tend heureusement à devenir le *vade-mecum* de tous ceux qui pénètrent dans l'intérieur de l'Afrique ; puissent les instructions si utiles qu'il contient contribuer à diminuer la mortalité des Européens dans ces contrées ! (Ce Manuel a été élaboré par MM. Nicolas, Lacaze et Signol).

PREMIÈRE PARTIE

I

CONSIDÉRATIONS GÉNÉRALES

Le voyageur qui aborde la côte d'Afrique est frappé de l'apparence maladive des quelques résidents blancs qu'il y rencontre.

Nous avons vivement ressenti cette impression, en vue de Zanzibar, à l'aspect des agents qui venaient constater l'état sanitaire du bord avant d'autoriser notre débarquement. Dans ces Européens au teint blafard, aux yeux éteints, à la figure amaigrie, que, par une ironie du sort, leurs fonctions font désigner sous le nom de « *la santé* », l'œil de l'observatenr a peine à voir des spécimens d'un véritable acclimatement.

C'est que, sous la zône torride, notre organisme subit des modifications fonctionnelles qui ne sont pas longtemps compatibles avec le maintien de la santé.

Pour nous qui, au moment d'entreprendre notre voyage

scientifique dans l'Afrique orientale, résidions depuis environ cinq ans en Egypte, nous avions eu l'occasion d'éprouver les effets de ce qu'on est convenu d'appeler l'acclimatement aux pays chauds : ils se résumaient en un certain degré d'anémie et dans un engorgement du foie qui avait commencé à se manifester dès la troisième année de notre séjour au Caire ; et cette circonstance nous avait même décidé, en 1877, à aller passer la saison des chaleurs à Alexandrie et à Ramlé, qui jouissent d'un climat plus tempéré que le reste de l'Egypte.

C'est qu'en Egypte, après quelques années d'un séjour ininterrompu, l'Européen peut observer sur lui-même le développement lent et graduel de toute une série de troubles fonctionnels qui, l'hiver, passent souvent inaperçus, mais qui, l'été, s'accentuent suffisamment pour éveiller l'attention. On sent peu à peu son activité diminuer; le corps alourdi résiste moins à la fatigue; l'esprit devient moins apte au travail; le visage pâlit, et l'anémie se déclare; quand elle ne dépasse pas certaines limites et qu'elle ne s'accompagne d'aucune localisation morbide, on considère généralement l'adaptation au milieu nouveau, l'acclimatement, comme obtenu : en réalité, on n'a fait là qu'atteindre l'imminence morbide.

Ce qui affecte le plus l'Européen dans ces conditions, c'est l'alanguissement des fonctions digestives. Son appétit diminue, et il n'est malheureusement que trop tenté de l'exciter par des condiments fortement épicés et par des liqueurs apéritives incendiaires; ses digestions deviennent laborieuses; il éprouve, après les repas, surtout le soir, une sensation pénible de plénitude gastrique et intestinale; la constipation est fréquente; elle devient bientôt habituelle. Ces modifications correspondent à une diminution des liquides sécrétés à la surface du tube digestif. Le foie sécrète bientôt une plus grande quantité de bile et, sous l'influence de cette suractivité fonctionnelle, il finit par augmenter de volume au point de déborder les fausses côtes, quand il ne remonte pas vers la région mammaire.

On a voulu voir dans cette congestion un phénomène physiologique. Sans doute, elle peut exister en dehors d'un état morbide bien défini, mais elle a une signification qui ne peut prêter à aucune illusion théorique. Nous avons pu, comme bien d'autres, constater, sur nous-même et dans notre entourage, qu'elle s'accompagne ordinairement, pendant l'été, de catarrhe gastro-intestinal, et qu'en cas de poussée plus active, elle se juge souvent par une diarrhée bilieuse, quelquefois par des vomissements bilieux.

Il ne s'agit point, en pareil cas, d'un mode fonctionnel nouveau tendant à réaliser l'acclimatement; cette modification constitue, en réalité, un fait pathologique et révèle une maladie véritable qui, pour n'être pas l'hépatite confirmée, n'en a pas moins une certaine importance : elle est caractérisée par l'hypersécrétion biliaire, par la polycholie.

Ce nouvel état physique et fonctionnel du foie se manifeste à une certaine période du développement de ce qu'on a appelé, abusivement, l'anémie physiologique des pays chauds ; c'est cette anémie qu'on a souvent considérée comme une circonstance heureuse, désirable même, préparant l'acclimatement réel aux régions intertropicales; et c'est pour l'avoir contractée, que plus d'un Européen s'est bereé de l'espoir de vivre impunément dans les localités insalubres de la zône torride.

Il est, en effet, une erreur assez répandue parmi ceux qui s'occupent de géographie africaine : c'est que les constitutions faibles, ou affaiblies, résistent mieux que les constitutions vigoureuses aux influences nuisibles du climat de ces contrées. On a été jusqu'à proposer de favoriser cet affaiblissement pour hâter l'acclimatement: on a même admis des maladies acclimatantes: celui qui en est atteint n'en devient évidemment que plus accessible aux influences endémiques auxquelles il va s'exposer dans les foyers d'insalubrité de l'Afrique intérieure.

Nous pouvons en citer un exemple frappant : les sœurs hospitalières de la Mission française de Bagamoyo, toutes originaires de l'île de Bourbon, ayant donc vécu, jusqu'à leur départ pour la côte d'Afrique, dans un climat qui est un climat de transition au point de vue météorologique, fournissent une proportion de décès plus grande que les missionnaires arrivés directement de France.

Une constitution robuste, une bonne santé habituelle restent les conditions les plus favorables au maintien de l'état physiologique dans les premiers temps du séjour et à l'atténuation des atteintes plus ou moins prochaines des diverses influences morbifiques.

On espérerait, en vain, se prémunir contre les maladies endémiques de ces contrées en stationnant quelque temps dans des points intermédiaires avant d'y pénétrer; ces étapes n'ont d'autre effet que d'atténuer les premières impressions du climat météorologique, que l'organisme sain peut parfaitement supporter d'emblée, à condition d'observer une hygiène convenable : si elles se prolongent, c'est l'anémie, et non l'acclimatement, qu'elles confèrent ; si elles offrent un avantage, c'est d'inspirer à l'Européen une sage défiance de ses forces, de l'habituer à les ménager, de le rendre plus prudent et de lui faire adopter une hygiène sévère, soit qu'il continue à séjourner dans un pays chaud, mais salubre, soit qu'il se déplace vers un climat plus chaud et insalubre.

Après quelques mois de séjour dans ces dernières conditions climatologiques, l'organisme subit des changements appréciables.

Le nombre des inspirations pulmonaires diminue ; l'expiration pulmonaire est moins active, et il y a une absorption moins considérable d'oxygène et une exhalation moins grande d'acide carbonique et de vapeur d'eau. — Des modifications surviennent aussi dans les caractères du pouls, qui, après quelque temps, acquiert une plus grande fréquence et une certaine mollesse ; nous avons pu constater ce phénomène sur nous-même, en l'absence, bien entendu, de tout état fébrile.

Cette diminution de la tension artérielle, accusée par le défaut de résistance au doigt, est tout-à-fait d'accord avec la loi de Marey, d'après laquelle la diminution de la tension artérielle coïncide avec la fréquence du pouls (1).

(1) C'est à cette accélération de la circulation qu'est due la tendance hémorrhagique qu'on observe chez les Européens nouvellement arrivés dans les régions intertropicales.

Quant à la température du corps, elle subit, après un certain temps de séjour, une légère augmentation; dans nos observations thermoscopiques, nous n'avons noté sur nous-même qu'une élèvation de 2 à 3 dixièmes de millimètre. Bien que nos conditions d'observation fussent toutes particulières, nos résultats se rapprochent de ceux que M. Guéguen a notés sur lui-même dans des observations faites pendant la première année de son séjour à la Guadeloupe, et d'après lesquelles la température de l'Européen aux Antilles n'excède celle que l'on observe en France que de 3, 5 dixièmes de millimètre. — Quand le séjour se prolonge — et nous avons pu nous en rendre compte vers la fin de notre voyage — l'abaissement de la température organique s'observe parallèlement avec la diminution des combustions interstitielles et l'affaiblissement de la nutrition générale.

L'impression la plus profonde qu'éprouve l'Européen sous ces latitudes est celle de la chaleur (1); mais la sensation qu'il perçoit n'est pas directement en rapport avec le degré de la température, car, alors même que la température ne s'élève pas, l'impression peut être modifiée par des variations météorologiques. Elle est surtout influencée par l'état de saturation hygrométrique de l'air ambiant; car l'humidité de l'atmosphère peut être plus considérable

(1) La chaleur telle que nous l'apprécions, résulte tout autant de l'état hygrométrique de l'air et de son agitation plus ou moins grande que de la température. La température de l'air n'a pu être étudiée exactement jusqu'ici qu'à l'ombre, aucun moyen n'existant de mesurer la température au soleil. Mais si l'on veut juger de l'effet produit par l'accumulation du calorique solaire dans le corps humain, il ne faut pas oublier que, si le thermomètre est à l'ombre, le corps, lui, est exposé au soleil.

qu'elle ne paraît au premier abord, la vapeur d'eau s'y accumulant d'autant plus que la température est plus élevée ; aussi, par de hautes températures, cette humidité fait-elle particulièrement sentir ses effets en pénétrant les vêtements, en s'opposant à l'évaporation, à l'exhalation normale de la vapeur d'eau par l'expiration pulmonaire, et à la radiation corporelle du calorique ; cette circonstance facilite souvent la production du coup de chaleur, à la côte ou dans les terrains bas. La chaleur organique accumulée y provoque, à des degrés divers, la faiblesse cardiaque, la congestion pulmonaire, la congestion cérébrale, d'où gêne précordiale, oppression, malaise nerveux et insomnie, et quelquefois aussi, diarrhée par voie réflexe. Tous les voyageurs africains ont eu l'occasion de constater ces phénomènes, surtout à la saison pluvieuse; la sensation est vive quand on descend des hauteurs pour mettre le pied dans l'une des vallées situées en deçà du plateau; l'atmosphère y est si chargée d'humidité, surtout à l'époque des pluies, qu'il semble qu'on pénètre dans une immense buanderie.

Les vents interviennent heureusement pour combattre l'état de malaise que le corps éprouve par un ciel nuageux et par une atmosphère saturée d'humidité ; sous leur

M. Lacassagne rapporte qu'en Afrique, pendant les longues routes, sous les rayons d'un soleil de plomb, on a vu souvent, dans les expéditions françaises, des soldats atteints tout à coup de délire avec tendance au suicide. M. Vallin, au mois de juillet, après une promenade d'une heure au soleil, a trouvé à l'intérieur d'un chapeau de soie ordinaire, 42° et 46° centigrades. On peut, d'après cela, se faire une idée de l'échauffement subi par l'encéphale dans la zône torride et des troubles de la circulation cérébrale qui peuvent en résulter.

influence bienfaisante, le corps se ranime et éprouve une sensation de vigueur nouvelle, alors que la température de l'air ambiant n'a subi aucune diminution, alors même qu'elle présente une élévation de 1 à 2 degrés.

Par le fait de l'anémie acquise, l'Européen devient plus impressionnable encore aux oscillations de la température. Mais il ne faudrait pas croire que le nègre africain y reste indifférent; il se chauffe avec un visible plaisir, au feu qu'il allume à l'approche de la nuit; il l'entretien et l'attise pendant la nuit quand le froid devient plus vif; même s'il s'enferme dans sa case, il ressent le froid de certaines nuits; aux premières heures du jour, il reste longtemps le dos exposé aux rayons du soleil; rien de plus curieux que de voir, aux portes des *tembés* une rangée de nègres accroupis, le dos tendu vers l'Orient, prenant leur bain de soleil avant de commencer les travaux de la journée (1).

Les variations atmosphériques, d'ailleurs, diffèrent beaucoup suivant les saisons (2) et suivant les localités. Dans

(1) C'est précisément à cause de l'élévation de la température que le moindre abaissement en devient sensible à l'Européen comme à l'indigène. Il m'est arrivé de grelotter et de m'affubler d'une couverture de laine pour me préserver du froid par une température de 18 degrés centigrades. — Les cas d'affections pulmonaires et rhumatismales sont très communs parmi les nègres de l'Afrique Orientale.

(2) Sous l'Equateur, il n'y a que deux saisons de six mois chacune, la saison pluvieuse (hivernage) et la saison sèche, moins chaude de 5° à 6°, qui se succèdent sans transition. Mais au Sud de l'Equateur, il n'en est pas de même ; et, à regarder de près ce qui se passe sous les parallèles que nous envisageons, on observe, outre les deux saisons principales, deux saisons intermédiaires, plus courtes, établissant la transition ; ces périodes saisonnières transitoires sont d'autant plus courtes, qu'on se rapproche davantage de l'Equateur. — A la latitude de Zanzibar, l'hi-

certaines régions découvertes, à la chaleur du jour, succède un froid vif dû à l'intensité du rayonnement nocture. La différence des températures s'accuse avec les altitudes ; à mesure qu'on s'élève, on se rapproche de la météorologie des climats tempérés; aussi le voyageur éprouve-t-il, quand il arrive sur les plateaux, une sensation de force et de bien-être.

Les fonctions de la peau sont activées sous la zône torride ; la sueur est sécrétée en abondance; la suractivité fonctionnelle des glandes sudoripares rend compte du développement de la papulo-vésicule des bourbouilles et des éruptions furonculeuses localisées ou générales. La chaleur exagère également les fonctions des glandes sébacées dont la secrétion, plus abondante, protège, en partie, le têgument externe contre l'influence nuisibles de rayons solaires trop ardents. (1) La peau pâlit sous l'influence de l'anémie progressive ; elle prend en outre des tons jaunâtres ou bistrés, par suite d'une production plus abondante de pigment.

vernage dure de décembre à avril, et la saison sèche de juin à octobre ; pendant la première, souffle la mousson du N.-E.; pendant la saison fraîche, souffle le vent sec du S.-O. Les pluies sont torrentielles en avril et en mai, c'est-à-dire pendant l'une des saisons de transition. J'ai observé des pluies abondantes à la fin d'octobre dans l'Ougogo, et en décembre dans l'Outatourou. — Dans les localités salubres, l'hivernage n'a d'autre inconvénient que le malaise dû à l'excès de température et qu'on peut combattre en modifiant ses habitudes hygiéniques; mais dans les régions insalubres, c'est l'époque où les maladies endémiques sont les plus intenses.

(1) C'est pour se protéger plus efficacement contre l'action des rayons solaires directs que les nègres ont l'habitude de s'oindre le corps d'huile... quand ils en ont, ce qui n'est pas toujours le cas.

L'action directe et prolongée des rayons solaires détermine les diverses variétés du coup de soleil ; dans quelques cas où l'action a été intense, où l'alcoolisme est venu la renforcer, où l'organisme est déjà débilité, on voit souvenir des céphalées locales ou généralisées, des migraines, des vertiges, et des symptômes de congestion profonde pouvant aboutir à la méningite aigüe et à l'apoplexie méningée ou cérébrale. Dans les régions insalubres, l'insolation est pour le blanc nouvellement arrivé ou résidant depuis quelque temps, et du reste aussi pour le nègre, une cause occasionnelle de fièvres pouvant revêtir le caractère pernicieux.

De l'ensemble des phénomènes que nous venons d'envisager, à l'exclusion de l'influence directe des maladies endémiques, il résulte que la nutrition générale est amoindrie pour l'Européen dans l'Afrique intertropicale ; les seules influences météorologiques du climat diminuent l'activité digestive, affaiblissent l'énergie respiratoire, exagèrent les pertes sudorales, réduisent la tonicité cardiaque et vasculaire et abaissent la température organique au bout d'un certain temps de séjour ; l'amaigrissement et la diminution de poids du corps achèvent de caractériser cette *anémie essentielle* due à l'action déglobulisante d'une température élevée s'exerçant lentement, mais sûrement, dans les localités les plus salubres de la zône torride. Cette anémie prépare l'éclosion des maladies habituelles aux foyers d'insalubrité de cette zône et ne fait que se développer davantage sous leur influence.

L'innervation générale est influencée au plus haut point par la voie de l'anémie; mais l'innervation motrice l'est moins qu'on pourrait le croire. L'Européen doué de quelque énergie morale acquiert, par je ne sais quel entraînement, une force de résistance étonnante à la fatigue physique; l'expérience des voyages africains — et la nôtre est absolument probante à cet égard — établit que tout Européen, dans des conditions moyennes de force physique et de santé, arrive à faire, à pied, de 6 à 10 lieues par jour, et contracte tellement l'habitude des ces longues marches qu'un repos de plus de deux jours entre deux étapes lui pèse réellement, et qu'il n'aspire qu'à continuer ces marches qui semblent devenues indispensables à l'entretien d'un minimum de santé. Il semble s'opérer, d'ailleurs, une véritable dérivation de l'influx nerveux vers le système musculaire du voyageur dont l'esprit, assiégé par toutes les préoccupations d'une vie militante, éprouve une sensation de détente et d'apaisement par l'effet de la marche. C'est par l'exercice physique, poussé jusqu'à la fatigue, —et dont les conditions mêmes de son voyage lui font une nécessité — que l'Européen peut réagir contre les impressions morales, parfois si pénibles, qui l'attendent à chaque pas dans cette existence toute nouvelle. L'excitabilité, la sensibilité du système nerveux se développent en effet, dans les conditions de la vie africaine, à un point dont on ne peut se faire une idée sous nos latitudes, et provoquent les diverses manifestations du nervosisme, depuis le simple malaise jusqu'aux névralgies localisées : de là, cette inégalité d'humeur, cette irascibilité, cette hypocondrie qu'ont éprouvées ou observées bien des voyageurs : chez d'aucuns, l'hypocondrie a été poussée jusqu'à la misanthropie et la mélancolie; chez d'autres, cette irritabilité, encore accrue par l'abus de la quinine, a pu, sous le coup d'une vive émotion morale, déterminer le suicide. — C'est que l'esprit, comme le corps, a ses maladies; heureusement, il a aussi son hygiène qui permet à l'Européen de réagir contre les impressions tristes, quand les hasards de son voyage l'immobilisent pendant de longs mois et que ses projets rencontrent des obstacles inattendus, parfois insurmontables. A moins que la nature de son entreprise ne l'astreigne à braver le péril attaché à tout séjour prolongé dans une localité insalubre, il doit viser à s'installer dans quelque site dont l'altitude lui assure une aération fraîche et salubre et lui permette de se livrer à quelques travaux intellectuels. Même dans les foyers palustres, d'ailleurs, même aux jours de répit que laisse la fièvre, le travail intellectuel est possible à certaines heures, et il peut être choisi de manière à n'occasionner aucune tension d'esprit. La plus humble occupation de l'esprit constitue une diversion puissante aux sombres pensées dans lesquelles le voyageur, atteint d'anémie cérébrale, n'a que trop de tendance à s'absorber; point n'est besoin, pour s'y dérober, de commencer ou de continuer des recherches ardues et abstraites, de nature à satisfaire, par leurs résultats possibles, l'amour-propre ou l'ambition de l'explorateur; il ne peut, d'ailleurs, s'y livrer efficacement que quand les circonstances lui laissent ou lui rendent le maximum de santé réalisable sous ces latitudes.

Quelque lecture attachante, la rédaction de ses notes, l'observation des mœurs et des usages du milieu nouveau où il se trouve, l'analyse de ses propres impressions, la mise à jour de son journal de voyage, alternant avec les excursions et les plaisirs de la chasse, peuvent fournir à son esprit un aliment, une distraction suffisante pour lui faire accepter toutes les contrariétés, toutes les inquiétudes qui peuvent surgir dans une existence aussi tourmentée que celle de l'Européen isolé dans ces régions. Si, dans cette vie intensive, une certaine confiance en lui-même, jointe à une grande foi dans l'avenir, lui apporte parfois de nobles pensées capables d'élever son esprit jusqu'à l'enthousiasme, il y a aussi des périodes troublées, où le cerveau, surmené par quelque secousse nouvelle, se sent envahi par des idées qu'il ne peut plus coordonner. Dans cette situation, il est sur la pente de cet état mental pathologique exprimé par le mot significatif de *démoralisation* : complication redoutable dans la vie du voyageur, car la mort en est souvent la dernière étape, et la médecine se sent impuissante à sauver ce vaincu de la vie... Mais cette dépression morale, entrevue, sinon éprouvée par tous les voyageurs, ne sera ni longue ni profonde pour celui qui, resté maître de sa conscience, arrive à ressaisir quelque force de volonté ; et, s'il sort victorieux de cette lutte intime dont sa vie même est l'enjeu, après avoir senti palpiter toutes les fibres de son cœur, après avoir senti s'agiter sous son crâne toutes les tempêtes de la pensée, il éprouvera je ne sais quelle joie intellectuelle en constatant que cette épreuve n'a fait qu'élargir son horizon moral, que tremper son caractère, et, qu'en l'initiant au plus grand, peut-être, des dangers qui puissent l'atteindre, elle l'a laissé en possession des moyens de le combattre et de l'écarter à jamais. De telles crises morales laissent après elles, à celui qui les analyse, une impression fortifiante qui vient tempérer l'amertume dont reste souvent empreint le souvenir des heures attristées pendant lesquelles l'esprit du voyageur, s'est parfois longtemps débattu avant de trouver l'apaisement dans les saintes consolations du travail.

Nous ne pouvions nous abstenir de signaler dans cette étude le développement de certaines dispositions morales, car, en déprimant l'économie, elles aggravent l'action du climat et des influences morbides (1).

Avec le temps, la vivacité des impressions diminue chez l'Européen qui vit dans ces régions: aussi comprend-on que ceux qui y passent plusieurs années finissent par faire un usage moins régulier, moins pénétrant de leur faculté d'observation. La finesse du jugement s'émousse peu à peu

(1) Un savant météorologiste, qui a séjourné quelque temps dans la région du Bas-Congo, M. Von Donckelman, signalait récemment dans une conférence donnée à Hambourg, « qu'en Afrique, un homme irrésolu et sans énergie, aussi bien qu'un homme téméraire, sont tous deux perdus à l'avance, et que les imprudences, le manque de soins hygiéniques nécessaires, l'insouciance et la croyance à l'invulnérabilité en présence du climat sont des causes de malheurs aussi fatales que l'irrésolution ou le manque de confiance en soi-même. »

Grâce à l'adoption d'une bonne hygiène et à son énergie morale, M. le capitaine Cambier, quoique d'une constitution faible, a pu faire un séjour de quelques années dans l'Afrique Orientale sans contracter de maladie grave. — D'autre part, dans une étude sur le *climat du Congo*, nous lisons que : « Le capitaine Popelin, une des premières victimes que notre armée a payées au climat africain, succomba à une attaque de fièvre, parce que la nouvelle d'un événement désagréable pour lui était subitement venu l'abattre.

« Un autre jeune officier belge, qui avait supporté avec bonheur le climat du Congo pendant plusieurs années, mourut d'une attaque de fièvre à laquelle il n'opposa pas une énergie suffisante : son courage était abattu par la nouvelle récente de la mort de sa fiancée. » (Voir la *Réforme* (de Bruxelles), du 17 mars 1885.

chez eux ; elle fait insensiblement place à un état d'indifférence et de torpeur intellectuelle, et à une tendance réelle à la contemplation.

La sensibilité spéciale est également impressionnée ; c'est ainsi qu'une trop vive excitation lumineuse peut à la longue entraîner des troubles de la vision.

On a dit que les climats torrides excitent les fonctions génésiques. Chez le voyageur africain, cette excitation, si tant est qu'elle se produise souvent, se traduit alors par des velléités maladives, telles qu'un observateur attentif peut en noter parmi les prodrômes de l'accès de fièvre. Cette particularité n'est pas sans intérêt, car l'Européen qui l'ignorerait pourait s'illusionner sur le degré de virilité que lui laissent les influences du climat et les conditions de l'existence sous ces latitudes. Or les excès sexuels sont une des causes les plus puissantes de débilitation dans cette zône ; aussi doivent-ils être impérieusement proscrits. L'affaiblissement général de l'organisme, les préoccupations qui absorbent l'esprit, l'épuisement qui succède aux accès de fièvre font de la continence une vertu, pour ainsi dire, obligée, dans ces contrées ; une autre circonstance en fait une vertu facile, car, de temps à autre, l'aspect de syphilides sur le visage, le buste ou les membres de la femme africaine, vient affaiblir l'impression, possible, de ses charmes et suggérer, à temps, des réflexions salutaires à celui qui se sentirait sur le point de succomber à quelque tentation vulgaire. Ajoutons que la perspective de laisser au milieu d'une tribu sauvage le témoignage vivant d'un croisement opéré dans une minute de légèreté et d'exposer un spécimen de sa race à être vendu plus tard comme esclave, est de nature à inspirer la plus grande réserve à quiconque a gardé le moindre sentiment de la dignité humaine.

Aux effets débilitants du climat, des maladies endémiques et des émotions morales, il convient de joindre l'influence anémiante d'une alimentation insuffisante ou mal dirigée.

Dans de régions où, même à l'état d'oisiveté, il faut une nourriture substantielle pour réparer la déperdition normale des forces, une alimentation suffisante et bien combinée est rigoureusement exigée quand les fatigues physiques viennent accroître cette déperdition.

Au point de vue alimentaire, l'étranger qui pénètre dans l'Afrique intérieure a plus d'une écueil à éviter. Par application de théories physiologiques peu rationnelles, il tend parfois à adopter le régime végétal des indigènes et à leur emprunter l'usage de végétaux indigestes (sorgho, moutame, haricots, pois), ou de végétaux digestibles, (manioc, maïs, patates) constituant une nourriture absolument insuffisante. Nous avons entendu des missionnaires soutenir ce principe : que la race blanche, pour s'acclimater dans l'Afrique intertropicale, n'a rien de mieux à faire que d'adopter l'alimentation des nègres africains. Celui qui expérimente ce régime végétal est bien vite converti à des idées plus saines, soit par la diarrhée, soit par la dyssenterie, soit par la diminution des forces musculaires et de l'activité cérébrale qui ne tarde pas à se manifester. Ce n'est qu'en introduisant dans son régime alimentaire une proportion suffisante d'éléments azotés que l'Européen peut espérer renouveler ses forces dans le rude et incessant combat qu'il soutient contre les influences extérieures; ce n'est que dans les points où il stationne et où il ne se livre qu'à l'exercice de la promenade, qu'il peut se contenter d'une nourriture faiblement animalisée et ne faire qu'un repas à la viande pour les 24 heures.

Les indigènes, du reste, sont loin de s'en tenir toujours au régime végétal exclusif ; leur abstention de nourriture animale est relative ou temporaire, et n'est absolue que lorsqu'elle est forcée. Pour beaucoup de tribus, il faut tenir compte de la place occupée par le lait dans l'alimentation; il en est, d'ailleurs, qui demandent à la chasse leur principale nourriture. (Il m'est arrivé de rencontrer dans l'Afrique orientale une bande nombreuse de chasseurs nomades, qui se transportait de point en point suivant l'abondance du gibier; si la contrée était très-giboyeuse, ils construisaient un véritable village qui devenait le point de départ de leurs expéditions et qu'ils ne quittaient qu'après avoir épuisé les ressources du pays).

Le désir, parfois immodéré, du nègre africain pour la viande a attiré l'attention de tous les observateurs. Peut-être arriverait-on, en le satisfaisant dans certaines limites, à vaincre la paresse traditionnelle du nègre et à l'assouplir à un travail régulier; dans les essais de colonisation et pour les travaux agricoles qu'ils nécessiteront, l'expérience serait à tenter sur une large échelle; il serait intéressant de noter la somme de travail produite par des escouades de nègres dans l'alimentation desquels on introduirait une certaine proportion de viande et de la comparer à celle qu'on obtiendrait par l'effet du régime végétal ordinaire.

Saint-Vel, en examinant cette question d'une manière plus approfondie, (1) observe, avec raison, qu'aux Antilles, la race nèg.e créolisée, plus robuste que les Africains dont elle descend, gagne en énergie musculaire, et qu'elle doit sa force et son aptitude aux travaux agricoles à un régime mixte et animalisé dans une certaine mesure; et il ajoute, avec un grand sens : « Nul doute que des populations qui traînent une existence misérable et qui tendent à disparaître, verraient changer leurs destinées si un progrès vers la civilisation par le travail arrivait à substituer à une alimentation précaire et insuffisante, un régime mixte réparateur ».

Il va sans dire que l'excès de nourriture animalisée exposerait l'Européen voyageant en Afrique aux maladies les plus graves, (dyssenterie, hépatite).

L'élévation de la température et l'abondance de la transpiration, augmentée par les fatigues de la marche, activent la soif et nécessitent l'ingestion d'une quantité d'eau considérable. Si l'Européen contracte l'habitude, funeste entre toutes, d'alcooliser ses boissons, ne fût-ce que dans une faible proportion, il en arrive bientôt, tenté qu'il est de boire à chaque instant, à absorber à son insu une quantité d'alcool incompatible avec le maintien de la santé. Il est si difficile de séparer ici l'usage de l'abus, et le danger des boissons spiritueuses est si grand, que l'étranger voyageant en Afrique agira sagement en n'emportant dans son bagage ni rhum, ni cognac, ni eau-de-vie.

(1) *Saint-Vel.* Hygiène des Européens dans les climats tropicaux, des créoles et des races colorées dans les pays tempérés, 1872.

S'il est destiné à stationner à peu de distance de la côte et qu'un service régulier de transports lui permette d'entretenir une petite provision, le vin pourra figurer avantageusement dans son régime à titre d'agent tonique et réparateur. Mais l'usage n'en est nullement indispensable, et l'explorateur peut en faire son deuil, car les conditions des voyages africains rendent le transport de caisses de vin à grande distance difficile, coûteux et peu sûr.

Il est une considération préliminaire qui s'impose, si l'on cherche à se faire une opinion, exempte d'exagération, sur la fâcheuse influence du climat et des maladies endémiques sur les Européens voyageant dans l'Afrique intérieure : il est juste de tenir compte du genre de vie si nouveau, si mouvementé qu'ils y mènent, et qu'ils y mènent forcément; et il faut bien se dire que celui qui voudrait, en pleine Europe, tâcher de réaliser des conditions d'existence et de voyage se rapprochant de celles des explorations africaines, de s'astreindre aux mêmes fatigues et de faire quelques mois de marche à travers nos contrées, par monts et par vaux et par tous les temps, quelle que soit la saison, campant sous la tente, tantôt dans nos forêts, tantôt sur nos places publiques, toujours accompagné de quelques centaines de portefaix — portant 70 livres sur l'épaule — à l'entretien et à la sécurité desquels il aurait à pourvoir : que celui-là, disons-nous, n'accomplirait probablement pas son tour d'Europe sans accident et risquerait fort de contracter quelque affection aigüe, grave, mortelle, des poumons ou des plèvres, tout comme le voyageur africain est exposé à succomber à la fièvre, à la dyssenterie, à l'hépatite.

Parallèlement à l'anémie progressive essentielle, que la seule influence d'une température élevée sur toutes les fonctions de nutrition développe fatalement sous ces latitudes dans les localités les plus salubres, diverses maladies peuvent atteindre l'Européen dans l'Afrique intérieure : les principales sont les MALADIES PALUSTRES, spécialement les fièvres intermittentes et rémittentes et la cachexie paludéenne ; la DYSSENTERIE et les AFFECTIONS DU FOIE.

II

DES FIÈVRES PALUSTRES.

La MALARIA INTERTROPICALE manifeste rapidement son action sur les arrivants Européens, qui contractent la fièvre dès les premières semaines qui suivent leur débarquement; elle est souvent méconnue alors, masquée qu'elle est par les symptômes d'un embarras gastrique ou d'une insolation qui attirent exclusivement l'attention ; il ne faut pourtant pas perdre de vue que ces états morbides, s'ils ne sont pas toujours liés à la présence de la malaria, sont ordinairement compliqués dans les foyers palustres par la fièvre, depuis l'accès simple jusqu'à l'accès pernicieux si souvent mortel.

On trouve réunis, dans la zône intertropicale de l'Afrique, tous les éléments admis comme favorables à la production de la malaria et dont l'action vient se joindre à l'influence d'une température élevée. La chaleur et l'humidité, qui sont les deux conditions nécessaires pour la formation du miasme paludéen, y sont des causes permanentes de décompositions organiques ; là où l'humidité est moindre, la fièvre est moins fréquente et moins intense, malgré la chaleur extrême (1). Les marais et les nappes d'eau, formés dans le voisinage de la mer, constituent, par le mélange des eaux douces et des eaux salées, des foyers palustres très-intenses. Telle est la cause de l'insalubrité spéciale de certains points de la Côte Orientale, et notamment de Bagamoyo, point de départ ordinaire des caravanes pour l'intérieur, situé près de l'embouchure du Kingani ; cette localité est une nécropole pour les étrangers, Européens, Arabes ou Indiens (Banians) qui y séjournent. — J'y ai été moi-même atteint de fièvre rémittente grave à deux reprises, à l'aller et au retour (2). Notons, en passant, que les Israélites semblent avoir pressenti les dangers du climat de Zanzibar et de la côte correspondante, car on n'y en rencontre aucun, malgré toutes les ressources que ces localités offrent à l'activité commerciale. Cette circonstance est à méditer par ceux qui croient à la faculté spéciale à la race juive de s'adapter indistinctement à tous les climats.

Dans ces contrées, on trouve, suivant les saisons, des alternatives de sécheresse relative et d'humidité excessive.

D'une manière générale, c'est lorsque les terrains se dessèchent et viennent à se découvrir après la saison des pluies, que les miasmes febrigènes se développent le plus activement, qu'il s'agisse de marais proprement dits ou de surfaces récemment inondées à la suite du débordement des cours d'eau et constituant alors des marais

(1) Là ou elle fait défaut, la fièvre manque : c'est ainsi que, dans le Sahara, il n'y a de fièvre que dans les oasis.

(2) La première présenta la forme bilieuse ; la seconde affecta une forme syncopale et se compliqua d'une sciatique rebelle.

temporaires. Mais le marécage, persistant ou temporaire, n'y est pas la seule cause productive de malaria. La puissance végétative du sol, même privé de culture, est considérable dans toute cette région ; la végétation luxuriante qui le couvre et qui, lorsqu'elle n'est pas détruite par les grands incendies périodiques qui embrasent parfois toute une contrée, est destinée à se putréfier sur place, rend compte de la production de la fièvre en l'absence du marécage proprement dit. La stagnation des matières putrescibles à la surface du sol suffit, avec une atmosphère chaude et humide, pour engendrer la fièvre sur d'immenses étendues de territoires où, d'ailleurs, la terre végétale recouvre un sous-sol argilo-ferrugineux imperméable : dès que les pluies donnent au sol le degré d'humidité nécessaire, on conçoit que le miasme fébrigène en sorte abondamment.

Les variations de fréquence et d'intensité de la fièvre sont en rapport avec les conditions diverses qui influencent la décomposition des matières végétales. Ainsi s'explique l'activité plus grande des foyers fébrigènes au début de la saison des pluies et immédiatement après cette saison. Au cours de cette saison, on voit souvent les formes graves de la fièvre disparaître quand les terrains, qui n'étaient couverts au début que d'une couche d'eau peu épaisse, se trouvent complètement submergés : on peut les voir reparaitre quand, après les dernières pluies, de fortes chaleurs provoquent un dessèchement rapide, ainsi qu'au cours de la saison sèche, quand des pluies exceptionnelles viennent changer brusquement le degré d'humidité du sol. C'est surtout l'hivernage qui est l'époque des fièvres intermittentes, car il réunit les conditions climatériques voulues pour cette fréquence : une température moyenne élevée, presque constante, un état hygrométrique très-prononcé, des pluies abondantes, des orages, des inondations, et des vents humides, sans violence, qui alternent avec des périodes de calme.

Chez l'homme atteint d'infection palustre,les variations de la température atmosphérique hâtent souvent l'apparition des accès. Quand la peau est couverte de sueur, le refroidissement se produit aisément par l'impression d'un vent frais dans un camp mal exposé, d'un courant d'air dans une tente mal installée, ou par le moindre abaissement de température. Aussi est-il imprudent de conserver sur soi des vêtements imbibés de sueur ou trempés par la pluie, de prendre un bain frais ou d'ingérer rapidement des boissons froides immédiatement après les fatigues de la marche, et de ne pas se garantir suffisamment de l'impression du froid nocturne, d'autant plus à craindre dans les foyers malariques qu'il retient près du sol les miasmes fébrigènes ; ces causes de réfrigération déterminent la fièvre et peuvent occasionner, en même temps, par répercussion fonctionnelle, un embarras gastrique, des coliques sans évacuations, et de la diarrhée.

Les courants atmosphériques pouvant transporter à distance les miasmes fébrigènes, une contrée réputée salubre peut cesser momentanément de l'être sous l'influence de certains vents; d'autre part, celui qu'un certain séjour dans un foyer palustre ou que la seule traversée de la région insalubre a déjà infecté, peut être pris de la fièvre, même sur des hauteurs salubres.

Il faut avoir cette double circonstance présente à l'esprit avant d'incriminer tel ou tel climat partiel, et il convient d'en tenir compte si l'on veut apprécier les conditions de salubrité des localités d'altitude moyenne situées dans le voisinage des foyers palustres. Il y en a, en effet, qui reçoivent des courants aériens apportant les effluves de la plaine : tel n'est pas le cas pour la partie occidentale de la région montagneuse (l'Ousagara) qui s'étend à environ cinq jours de marche de la côte ; la fièvre ne semble pas s'y développer directement, malgré la fréquence des refroidissements et la différence de température si considérable qu'y présentent les jours et les nuits ; les oscillations nycthémérales y sont telles que j'ai parfois noté une différence maxima de 26° centigr. Mais elle peut s'y montrer chez le nouvel arrivant à la suite d'un voyage dans une localité palustre : il se passe en effet un certain temps entre l'absorption miasmatique et l'apparition de la fièvre. Dans quelques cas, j'ai pu déterminer avec assez d'exactitude la durée de cette incubation ; les chiffres de 6 à 8 jours peuvent s'appliquer aux fièvres rémittentes de l'Afrique orientale, qu'il s'agisse de la côte ou de l'Ounyamonési où elles sévissent, au moins dans quelques points, avec tout autant d'intensité (1) ; et les chiffres de 15 à 20 jours, aux fièvres intermittentes. Je ne pense pas qu'on puisse admettre que cette incubation dure plusieurs mois ; la première manifestation fébrile peut

(1) La malaria règne particulièrement dans certaines parties de l'Ounyamouési, surtout dans l'Ounyanyembé (Tabora), où le plateau présente des dépressions favorables à la constitution de lacs sans écoulement.

être plus ou moins tardive, plus ou moins franche, suivant l'activité du foyer fébrigène et suivant la réceptivité individuelle; mais il n'y a pas, que nous sachions, d'exemple d'Européens ayant pu vivre plusieurs mois sur le littoral ou dans les contrées insalubres de la zône intertropicale sans y contracter l'infection palustre à un degré plus ou moins marqué; c'est du moins ce qui ressort des données minutieuses que nous avons recueillies à cet égard pendant notre séjour à la côte et dans l'intérieur des terres.

Quant aux variations atmosphériques, si marquées sur les hauteurs, c'est surtout sur les récidives qu'elles font sentir leur action; elles suffisent certainement à les provoquer sans l'intervention directe d'une cause fébrigène inhérente à la localité même.

L'influence de la malaria intertropicale s'exerce sur tous les Européens, frappant les diverses constitutions et les tempéraments différents. Les constitutions faibles sont plus vite et plus profondément atteintes; quant aux constitutions vigoureuses, elles s'affaiblissent rapidement sous les diverses influences du climat et perdent bientôt toute force de résistance à l'action miasmatique; et l'Européen robuste, qui se croyait à l'abri de la fièvre, perd bientôt cette illusion quand, à l'effet débilitant du climat, vient s'ajouter la dépression graduelle des forces amenée par les fatigues physiques, par les privations, par les secousses morales, par l'insolation prolongée, par les insomnies : toutes causes anémiantes qui favorisent les diverses manifestations de l'intoxication paludéenne.

Dans les localités palustres, il s'élève aux premières

heures du jour un brouillard parfois assez épais ; le voyageur, qui se met en route de bonne heure pour éviter l'action directe des rayons solaires, doit traverser chaque matin cette brume empoisonnée dont il absorbe fatalement les miasmes ; plus tard, ces miasmes s'élèvent, entraînés par l'évaporation, et se répandent dans l'atmosphère; mais le soir, le sol se refroidit par le rayonnement et la vapeur d'eau se condense en retenant les émanations palustres suspendues dans l'air ; aussi le brouillard se reproduit-il au coucher du soleil. Dans la mesure du possible, le voyageur doit alors éviter, le matin, de s'exposer, absolument à jeûn, à ces émanations; il doit se vêtir, le soir, et se couvrir, la nuit, de manière à prévenir le refroidissement, cause occasionnelle de fièvre. Il doit surtout se garder de prolonger son séjour en pareil point, quelque puisse être le charme du paysage ou l'espoir d'une chasse fructueuse.

La fièvre intermittente est la manifestation ordinaire de l'infection palustre dans ces régions : mais la fièvre rémittente atteint ordinairement les nouveaux arrivés quand ils s'attardent quelque temps à la côte, surtout à Bagamoyo ; s'ils y échappent, ils restent exposés à la contracter quand ils s'arrêtent dans les foyers actifs de l'intérieur des terres, notamment à Tabora, dans l'Ounyanyembé.

La fièvre affecte le type rémittent ou intermittent suivant l'intensité du foyer miasmatique et, dans le même foyer, suivant les changements de température ; on peut dire que le type offre une tendance progressive à la continuité suivant l'élévation de la température ; c'est ainsi que la fièvre rémittente est plus fréquente à mesure qu'on se rapproche de l'équateur et que, dans un même point, à Tabora, par exemple, elle est plus fréquente au moment des fortes chaleurs.

Les hommes de race blanche, après quelque temps de séjour dans ces foyers actifs d'impaludisme, — les missionnaires à la côte, les Arabes à Tabora — ne sont plus atteints que de fièvres à intermittence bien nette. L'intoxication miasmatique entraîne, d'ailleurs, pour eux, au bout d'un temps variable suivant la réceptivité individuelle, un état cachectique accidenté de temps à autre par de véritables accès fébriles ; mais la prolongation du séjour ne leur confère nullement l'immunité; si les accès de fièvre, fréquents dès le premier mois de séjour, deviennent plus rares les mois suivants, c'est que, prévenu par les premiers accès, l'étranger se soumet à la médication antipériodique. Dès la deuxième année, les fièvres intermittentes deviennent plus fréquentes et plus graves, et l'intensité plus grande des accès vient avertir le résident de l'imminence du danger et de la nécessité tout au moins de se transporter sur des hauteurs salubres de la même zône. L'habitude de la fièvre crée l'habitude de la combattre et, dans une certaine mesure, d'en atténuer les accès et d'en éloigner le retour ; mais dans l'intervalle des accès, l'intoxication palustre n'en poursuit pas moins son action désorganisatrice ; l'infection persiste, et c'est précisément ce qui rend le véritable acclimatement impossible.

Les fièvres intermittentes simples se présentent dans l'Afrique orientale sous leurs formes classiques. Les premières manifestations fébriles sont précédées de prodrômes bien marqués ; mais après plusieurs accès, la période prodromique est moins accusée, et l'accès débute pour ainsi dire d'emblée. (Il est souvent précédé de baillements répétés : j'ai observé sur moi-même la fréquence de ce signe avant-coureur).

Au début de l'intoxication palustre, les accès présentent ordinairement la série complète des trois stades. Plus tard, le stade de froid manque souvent. Dans beaucoup de cas, au bout d'un certain temps, on observe de légers accès se traduisant par un peu de chaleur et de sueur. Ces faibles accès, qui se montrent rarement comme manifestations premières, surviennent ordinairement pendant la convalescence de fièvres intermittentes graves ou dans l'intervalle des accès ; ils peuvent être assez légers pour passer inaperçus ; mais, si on recourt à l'observation thermométrique, elle dénote alors une élévation de température ; je l'ai plusieurs fois constaté en pareil cas.

D'après mon observation, ces fièvres sont très-souvent compliquées d'un état gastrique ou bilieux qu'il est nécessaire de combattre, pendant l'accès même, pour préparer les voies à l'absorption du sulfate de quinine. Le type quotidien est le plus commun chez les Européens : le type tierce peut se montrer, mais moins souvent, et il est toujours précédé du type quotidien.

L'interruption des accès par la médication quinique rend assez difficile l'appréciation rigoureuse des autres types plus longs. J'ai toutefois observé sur moi-même, à des périodes où je n'étais pas sous l'influence de cette médication, que les intervalles prolongés entre les accès n'étaient pas constitués par une apyrexie franche et continue et qu'ils étaient marqués par quelques accès en quelque sorte avortés, reconnaissables à l'élévation de température révélée par le thermomètre.

La marche retarde ordinairemeut l'apparition de l'accès. J'ai cru remarquer, dans plusieurs cas, que l'accès se développait de préférence entre minuit et midi, pour les résidents Européens fixés depuis peu, et entre midi et minuit, pour ceux qui sont fixés depuis quelques années. — L'accès complet dure rarement plus de 8 à 10 heures ; les températures les plus élevées que j'ai eu l'occasion de noter sur moi-même, dans les cas de fièvre intermittente (1), variaient entre 39° 8 et 41°. Le thermomètre est éminemment utile pour apprécier l'intensité diverse des accès et le plus ou moins de régularité de leur marche, et pour surveiller ces apyrexies peu franches et ces manifestations avortées qui en signalent le cours. Une légère élévation de température, même en l'absence de tout malaise caractérisé, suffit pour annoncer l'imminence d'un accès et pour dicter à temps la médication voulue.

Dans la zône intertropicale, la tuméfaction du foie est aussi fréquente chez les fébricitants que celle de la rate chez les sujets impaludés dans les pays tempérés. Elle s'accentue particulièrement dans les fièvres rémittentes, qui affectent souvent à la côte la forme bilieuse. — La fièvre bilieuse hématurique, si fréquente à la côte occi-

(1) Dans les deux attaques de fièvre rémittente dont j'ai été atteint à la côte, je ne me suis pas senti la liberté d'esprit suffisante pour m'observer régulièrement et pour noter les résultats de mon observation ; la première fut du reste compliquée de délire et la seconde amena un état d'épuisement qui me valut deux syncopes.

dentale d'Afrique, est rare à la côte orientale; je n'ai eu l'occasion, ni de l'observer, ni d'entendre parler de ses symptômes par d'autres observateurs.

La rate peut s'hypertrophier consécutivement; mais le foie peut rester longtemps seul à supporter l'effet de l'hyperémie; quand l'état cachectique est réalisé, l'engorgement chronique de ces deux organes est la règle ; l'époque de son développement reste soumise à l'ancienneté de l'intoxication et à la fréquence des accès.

L'impaludisme peut occasionner des *névralgies*, notamment du nerf sus-orbitaire et du nerf sciatique. Au début tout au moins, ces manifestations sont loin d'être apyrétiques; d'après mon expérience personnelle, la sciatique peut débuter en même temps qu'une fièvre rémittente, en accompagner toutes les phases et la suivre en affectant une marche chronique, accidentée de crampes, et cette forme peut persister plusieurs mois après la disparition des phénomènes fébriles sans cesser d'être justiciable de la médication spécifique.

Le voyageur africain, appelé à marcher à tous les moments du jour, ne peut éviter les rayons du soleil aussi facilement que le résident; mais, en se protégeant la tête par une coiffure convenable (1), il arrive à contracter une certaine accoutumance aux rayons solaires; pour éviter l'*insolation*, l'usage de cette coiffure protectrice doit être adopté du lever au coucher du soleil. On ne saurait trop recommander cette précaution, car les nou-

(1) La meilleure est le chapeau-casque à larges bords, en moëlle d'aloès.

veaux arrivants négligent parfois d'écouter le conseil qui leur est donné de craindre le soleil, et leur imprudence se paie par le développement rapide d'une impaludation dans laquelle l'insolation a joué un rôle incontestable, quelquefois même par une mort presque foudroyante (2).

Il y a une relation évidente entre l'insolation et le paludisme. Ceux qui échappent au brusque dénouement des congestions cérébrales produites par l'exposition au soleil, trouvent dans le trouble apporté à l'organisme par cette influence, la cause occasionnelle d'un accès de fièvre qui revêt souvent la forme pernicieuse. M. Borius rapporte plusieurs exemples de cet effet de l'insolation, dont le plus intéressant est celui d'un soldat, ayant eu des fièvres fréquentes, « qui, pour provoquer un accès et obtenir son évacuation sur le chef-lieu, s'était promené tête-nue au soleil, pendant dix minutes ; il ne tarda pas à être pris d'un violent frisson, et succomba rapidement à un accès pernicieux algide ».

L'abus des boissons alcooliques ne peut, en pareil cas, qu'accélérer les phénomènes congestifs occasionnés par l'insolation ; aussi la voit-on frapper de préférence ceux qui cherchent, dans la stimulation passagère qui suit l'ingestion de ces boissons, un moyen de résister à la dépression des forces qu'ils ressentent.

Ce serait cependant aller trop loin que considérer l'insolation comme absolument inséparable du paludisme.

(1) Pareil cas s'est présenté chez un voyageur européen, peu avant mon arrivée à Zanzibar ; la mort est survenue à la suite d'un accès pernicieux provoqué par l'insolation.

(2) *Borius*. Les maladies du Sénégal : Paris, 1882, p. 267.

« Une tendance à laquelle obéissent la plupart des esprits », dit judicieusement M. Gestin (1), « consiste à attribuer aux émanations paludéennes l'origine de toutes les maladies dans les pays chauds ». Il convient de réagir, à l'occasion, contre cette tendance qui entraîne souvent à une thérapeutique irrationnelle.

En ce qui concerne l'insolation, il nous est arrivé d'en voir un cas léger à Mpouapoua, localité non palustre de l'intérieur (et chez un Européen qui y séjournait depuis plusieurs mois), qui nous a rappelé des cas analogues observés par nous au Caire pendant les chaleurs de l'été; à Aden, où la température est excessive, mais où les fièvres paludéennes sont inconnues, nous avons eu l'occasion de donner nos soins à un missionnaire français atteint d'insolation et présentant les symptômes, fièvre, troubles gastro-hépatiques et phénomènes cérébraux, de *la sunfever* des médecins anglais; la maladie, dans ce cas, se jugea, pour ainsi dire, d'elle-même, par une abondante épistaxis; dans d'autres cas, et il s'en présente chaque année à Aden parmi les troupes anglaises, la mort peut survenir rapidement.

L'influence paludéenne pèse sur toutes les races; les races intertropicales n'y échappent pas et les noirs sont sujets à la fièvre intermittente; s'ils le sont moins que les blancs, c'est sans doute qu'ils résistent mieux aux influences météorologiques de leur propre climat; mais ce n'est qu'une observation superficielle ou incomplète qui

(1) *Gestin*. De l'influence des climats chauds sur l'Européen, 1857.

puisse faire penser que les noirs, acclimatés, n'ont pas à craindre l'infection paludéenne. Les enfants des indigènes sont très-sujets aux fièvres intermittentes à la côte et dans les terres basses, et il en résulte une mortalité considérable; les nègres adultes sont souvent atteints de fièvres tierces, et il en est à la côte qui ont appris à connaître les effets du sulfate de quinine. Les nègres de Zanzibar, à leur arrivée à Tabora, y sont, comme les blancs, atteints de fièvre; seulement chez ces derniers, la fièvre affecte une forme rémittente, tandis qu'elle est intermittente chez les nègres et présente alors le type tierce. Dans les contrées palustres, la population indigène est d'ailleurs étiolée, on ne voit guère de vieillards, et la durée moyenne de la vie y est certainement moindre. Dans cette région, comme au Soudan, au Kordofau et au Sénégal, les indigènes sont pris de fièvres légères à l'époque des pluies.

On voit par là que, même pour les nègres, on ne peut interpréter l'acclimatement dans le sens d'une préservation absolue de la fièvre paludéenne. Il serait intéressant de rechercher la manière dont les diverses races qui peuplent l'Afrique intertropicale réagissent vis-à-vis de la malaria, et d'étudier les effets du paludisme sur les Africains de race différente qui vivent dans la même contrée; cette observation est actuellement impossible au médecin Européen.

Pour compléter cette vue d'ensemble, notons que, dans les contrées insalubres de l'Afrique orientale, le petit bétail participe d'une façon évidente à l'étiolement général; il serait étonnant, d'ailleurs, que l'action fébrigène ne s'exerçât pas sur eux (1). Dans certaines contrées marécageuses de l'Europe, des faits analogues ont été signalés. Dans la Bresse où, comme l'homme, les animaux sont soumis à un véritable empoisonnement palustre, on constate souvent chez eux l'existence de tumeurs de la rate. Dans la campagne de Rome, on observe même quelquefois, chez les chèvres, des ruptures spontanées de la rate à la suite de fièvres pernicieuses ; on y a vu aussi survenir, mais moins fréquemment que chez l'homme, de véritables accès de fièvre intermittente chez les chevaux, les vaches et les chiens.

(1) Dans l'Afrique orientale, les bœufs, les chevaux, les ânes, les mules, les chameaux et les chiens succombent généralement dans les terres basses avant d'arriver au plateau ; c'est à la piqûre de la mouche tsetsé et à l'infection générale qui en résulte, qu'est le plus souvent due la mort de ces animaux ; mais on peut certainement imputer en partie cette mortalité à l'influence paludéenne, favorisée d'ailleurs par le manque de soins et la négligence apportée dans l'alimentation de ces animaux.

III

DE LA DYSSENTERIE

La Dyssenterie est la plus redoutable des maladies qui puissent frapper les Européens dans l'Afrique intertropicale ; tous y sont exposés à des degrés divers; aussi doivent-ils se tenir constamment en garde contre cette affection, contre laquelle l'hygiène et la médecine offrent heureusement de puissantes ressources.

La dyssenterie est évidemment endémique dans ces contrées, où elle se présente avec tous les caractères d'un flux intestinal de nature spéciale, manifestant une grande tendance aux récidives et à la chronicité, et entraînant souvent la mort.

La dyssenterie est-elle toujours de nature infectieuse? Ne peut-elle résulter que de l'absorption d'un miasme spécifique provenant de la décomposition des matières animales ? Sans vouloir discuter cette question, qu'il est bien difficile de trancher par les seules données de l'observation clinique, nous pouvons, en nous appuyant sur des faits précis, mettre en lumière deux ordres d'influences qui jouent, isolément ou concurremment, un rôle capital dans la production de la dyssenterie : ce sont les variations atmosphériques, et les mauvaises conditions du régime alimentaire.

Nous avons déjà fait remarquer que, dans les climats intertropicaux, les transitions brusques de température sont la règle et que la fraîcheur des nuits y contraste avec la chaleur diurne. C'est le plus souvent à la suite d'un refroidissement que se déclarent la diarrhée et la dyssenterie.

Que le voyageur ait l'imprudence, après une longue marche, d'enlever une partie de ses vêtements ou de se coucher sur le sol humide, alors qu'il a le corps baigné de sueur, l'impression du froid pourra retentir sur le ventre et déterminer un flux intestinal offrant bientôt les caractères des selles dyssentériques (1).

Le mécanisme de son éclosion, répercussion sécrétoire ou action réflexe, n'est pas d'un autre ordre que celui qui, dans les climats tempérés, donne lieu à l'apparition d'une affection aiguë des voies respiratoires ; les impressions reçues par la peau retentissent alors sur la muqueuse intestinale, comme elles retentissent si souvent en Europe sur les muqueuses bronchiques, pulmonaires et rénales, et sur les séreuses.

L'impression de l'humidité et la suppression de la trans-

(1) Les ascarides lombricoïdes paraissent communs dans la zône torride de l'Afrique ; j'ai vu un voyageur Européen en être atteint. Leur présence dans le tube digestif n'a guère de gravité par elle-même ; mais il est des cas où, en entretenant l'entérite, elle peut constituer une prédisposition fâcheuse à la dyssenterie. Il faut donc éviter l'accès des ascarides dans l'organisme en veillant à la bonne qualité des eaux de boissons, et en en débarrassant le tube digestif au plus vite, si tôt qu'on en a constaté l'existence.

piration détermineront plutôt la fièvre et la diarrhée simple, si l'alimentation n'offre rien de vicieux ; si celle-ci est mal dirigée, elles peuvent provoquer une dyssenterie grave, même en dehors de toute influence paludéenne, car la dyssenterie peut régner dans des localités faiblement palustres ou même nullement palustres, en pleine saison sèche, attaquant indistinctement les blancs et les nègres.

Dans les cas qui sont tombés sous mon observation, j'ai pu attribuer le développement de cette maladie à des repas trop copieux, dans lesquels intervenaient des végétaux indigestes et grossiers, ou des aliments gras, ou de la viande en quantité disproportionnée, ou une eau de mauvaise qualité, ou des boissons alcooliques.

Dutrouleau pense que les excès de régime produisent rarement la dyssenterie et que c'est plutôt la mauvaise qualité des aliments qui y prédispose. Il nous semble bien difficile d'établir une pareille distinction, car on trouve ordinairement ces deux circonstances réunies ; il faut même le plus souvent y joindre encore les excès et les habitudes alcooliques, qui, si elles ne peuvent déterminer une première attaque de dyssenterie suffisent à provoquer des rechûtes et des récidives graves, même mortelles, d'autant plus que, l'alcool aiguisant momentanément l'appétit, les aliments sont alors ingérés en quantité plus grande que ne le comporte l'activité amoindrie des fonctions digestives.

Nous n'avons pas observé que la dyssenterie débutât d'emblée : elle offrait manifestement deux périodes ; l'une catarrhale, diarrhéique, l'autre franchement inflammatoire, hémorrhagique ; les évacuations n'étaient sanguinolentes qu'après quelques jours d'une diarrhée négligée, presque indolore. Nous ne saurions trop insister sur ce processus (il rappelle celui que Jules Guérin a si bien mis en lumière pour le choléra), qui, s'il n'est pas constant, doit être au moins considéré comme très fréquent; l'Européen qui vit dans ces contrées doit être prévenu qu'il ne peut traiter la diarrhée comme une quantité négligeable, qu'il doit la soigner dès son début, et qu'il lui suffira le plus souvent de modérer ou de corriger son régime pour s'en débarrasser.

Quant aux émanations palustres, quand elles ne provoquent pas une fièvre concomitante, elles interviennent toujours comme cause débilitante. — Nous n'avons pas eu l'occasion d'observer la forme si bien décrite par les médecins de la marine française sous le nom de fièvre pernicieuse dyssentérique, et nous n'avons pas vu d'exemple de ces cas, signalés à la côte occidentale et au Sénégal, et où la fièvre et la dyssenterie se compliquent et se combinent à tel point que les accès de fièvre tantôt coïncident, tantôt alternent avec les selles dyssentériques, et que la dyssenterie paraît dépendre directement du paludisme. Mais, pour être moins grave en elle-même que dans l'Afrique occidentale, la dyssenterie n'en constitue pas moins ici un danger réel, car les fatigues physiques, la longue exposition au soleil, les émotions morales viennent le plus souvent empêcher toute médication régulière. — Dans les cas heureux, la maladie se termine ordinairement au bout d'un septenaire. Loin de conférer la moindre immunité, elle montre une tendance marquée aux rechûtes et aux récidives; aussi, après une première attaque, ne saurait-on apporter trop de prudence dans son alimentation. Les rechûtes et les récidives reconnaissent principalement pour causes des imprudences de régime : quant à l'impression du froid humide, elle peut aussi faire sentir son influence en pareil cas et provoquer, sinon une nouvelle attaque de dyssenterie, au moins une diarrhée qui éveille l'attention du malade ou de son entourage.

La dyssenterie laisse, d'ailleurs, après elle une entéralgie, une dyspepsie, en tout cas une susceptibilité morbide des voies digestives suffisante pour ôter, à celui qui s'observe un peu, l'illusion d'une guérison radicale et définitive. — A la suite de plusieurs attaques, la maladie affecte ordinairement la forme adynamique et peut se terminer par un épuisement graduel des forces. (Nous donnons, dans la seconde partie de ce travail, la relation d'un cas de ce genre). Le dyssentérique finit alors par tomber dans un état d'amaigrissement extrême, qui, suivant la remarque très-juste de Rufz de Lavison, n'a de comparable que la phthisie arrivée à son dernier degré.

L'efficacité de l'altitude n'est pas douteuse pour celui qui séjourne quelque temps sur les hauteurs; certaines localités montagneuses peuvent offrir une salubrité suffisante pour constituer des stations de convalescence et des sanitoria qui, à défaut du rapatriement, peuvent, de temps à autre, raffermir les forces de l'impaludé ; les fièvres intermittentes y sont plus rares, plus légères, et l'anémie s'y développe moins rapidement (1). Mais le bénéfice de l'alti-

(1 Souvent certaines circonstances ne permettent pas à l'Européen de choisir comme résidence une colline salubre et l'obligent à rester dans une vallée malsaine; dans l'état d'insécurité de toutes ces contrées, il

tude n'a rien de constant ni d'absolu, et le séjour plus ou moins prolongé sur des hauteurs salubres, s'il est favorable au fébricitant, ne le préserve pas de l'entérite et de la dyssenterie, qui, par leur persistance et leurs récidives, peuvent devenir une cause puissante d'anémie. En gagnant la région montagneuse pour fuir l'influence paludéenne, le fébricitant, s'il y guérit des fièvres contractées dans la plaine, y rencontre de nouvelles causes morbides. Le sommet des montagnes est constamment baigné par les nuages qu'y attirent les forêts, et le sol y est toujours imprégné d'humidité. L'influence si nuisible du froid humide se retrouve donc dans les sites très-élevés ; aussi y a-t-il une tendance aux flux intestinaux et observe-t-on souvent, par l'effet du froid et des variations subites de la température, des diarrhées tenaces.

L'altitude ne peut offrir au convalescent de dyssenterie les conditions nécessaires à son rétablissement; elle ne peut non plus fournir un lieu de préservation contre ses atteintes : les diarrhées et les dyssenteries sont au contraire plus fréquentes et plus graves sur les hauteurs. M. Rufz

doit se tenir à proximité des puits ou des cours d'eau de peur d'être cerné en cas d'attaque. L'installation des puits artésiens sur les collines salubres pourra remédier à cet inconvénient. A propos de l'influence de l'altitude, je dois noter le cas d'un négociant français, planteur à l'île de Mayotte qui a résidé pendant de longues années dans cette île si insalubre, mais sur une hauteur, sans avoir à souffrir sérieusement de la fièvre, mais qui, ensuite forcé d'habiter la vallée sise au pied de cette colline, n'a pu y séjourner que quelques mois et a dû quitter l'île et promptement rentrer en Europe pour rétablir sa santé; j'ai eu l'occasion de le rencontrer passant à Aden; il était dans un état de débilitation anémique incroyable. On voit, par cet exemple, que le séjour, même prolongé, sur les hauteurs ne prépare nullement à l'acclimatement véritable.

de Lavison a fait à cet égard une observation pleine de justesse en constatant que la dyssenterie, dans sa marche, semble procéder de haut en bas et se répandre des hauteurs sur les régions sous-jacentes, et que ce sont les localités les plus élevées qui sont atteintes avant les étages moyens et inférieurs (1).

(1) La fièvre paludéenne et la dyssenterie se trouvent souvent réunies chez le même malade, mais la fièvre sévit souvent pendant longtemps, et avec intensité, sans que la dyssenterie vienne la compliquer.

Pour ma part, quoiqu'ayant éprouvé 50 à 60 accès de fièvre, de formes diverses, je n'ai été, à aucun moment, atteint de dyssenterie : j'ai été pris trois fois de diarrhée bilieuse, sans complications.

IV

DES AFFECTIONS DU FOIE

L'inflammation primitive du foie est moins fréquente que les fièvres paludéennes et la dyssenterie dans la zône intertropicale de l'Afrique. En interprétant notre exemple personnel, nous sommes porté à admettre que, dans ces contrées, les phénomènes morbides du côté du foie peuvent, pendant une période assez longue, rester limités à l'hypérémie simple, et qu'un engorgement primitif du foie peut s'y accroître, sous la double influence de la chaleur et de l'impaludation, sans aboutir, de longtemps, à l'hépatite suppurée (1). Quoiqu'il y soit plus disposé que l'indigène, l'Européen en présente rarement les symptômes dans les premiers temps de son séjour ; il faut sans

(1) Dutrouleau a divisé l'hépatite en quatre degrés : 1° le point de côté hépatique ; 2° l'hépatite aigüe ; 3° l'hépatite chronique ; 4° l'abcès du foie. Le diagnostic des premier degrés de l'hépatite dans les pays palustres présente, dans bien des cas, des difficultés, car, au début, la douleur locale n'est pas assez vive pour être accusée par le malade, et la fièvre qui accompagne l'hépatite peut être prise pour un accès de fièvre intermittente.

Le diagnostic de ces divers degrés est naturellement plus facile dans les pays chauds exempts de paludisme; en Egypte on peut aisément suivre les phases de cette évolution.

doute que ce séjour ait une durée assez longue pour réaliser l'hépatite; en tout état de cause, cette maladie ne se développe que lentement; l'Européen a donc toutes les chances d'y échapper s'il ne prolonge pas démesurément son séjour.

On voit que nous inclinons à croire, avec Nielly, que la doctrine de l'hépato-mégalie tropicale est entachée d'erreur, et que « le foie dans les climats torrides est, contrairement à la tradition, dans un état de fonctionnalité moindre que dans les autres zônes climatiques. » L'influence de la chaleur dans la production des affections hépatiques est certaine; elle se manifeste dans d'autres régions, lorsque la température, en s'élevant, se rapproche de celle de la zône intertropicale; nous avons déjà noté, à cet égard, l'influence du climat de l'Egypte où la fréquence des engorgements du foie et de l'hépatite simple dépend de l'élévation de la température et non du paludisme. Par leurs répétitions, les hyperémies amènent un degré variable d'hypertrophie, mais ne donnent guère lieu à la formation d'un abcès. Aussi nous semble-t-il qu'on a singulièrement exagéré l'influence de la chaleur dans la production de l'hépatite suppurée; on peut en dire autant de l'influence paludéenne; ni la chaleur continue, ni le miasme paludéen ne semblent être les causes directes de l'hépatite suppurée; celle-ci est plutôt liée aux flux intestinaux; ainsi l'inflammation du foie consécutive aux diarrhées, et surtout à la dyssenterie, est-elle plus à craindre que l'hyperémie et que l'hépatite primitive, parce qu'elle se termine plus souvent par suppuration.

Il n'y a pas, toutefois, de relation de causalité nécessaire entre la dyssenterie et l'hépatite ; souvent, d'ailleurs, ces deux maladies sont concomitantes, et l'observation vient montrer qu'elles ont le même point de départ étiologique: les excès de nourriture, l'usage des aliments épicés, des boissons impures, l'abus et même l'usage habituel des spiritueux. Les diverses influences du climat viennent sans doute s'ajouter à ces causes d'irritation ; mais, quelle que puisse être l'étendue du rôle des conditions climatériques, on ne peut méconnaître l'importance des causes que nous venons d'invoquer, et on ne saurait trop souvent montrer, en les signalant, combien il est possible de les écarter, ou, tout au moins, de les atténuer et d'en diminuer les effets. L'Européen ne saurait trop s'appliquer, par une hygiène sévère et par une médication appropriée, à se guérir de la diarrhée et de la dyssenterie, à en éviter les rechûtes et à en prévenir les récidives ; quant à celui qui aura éprouvé une atteinte quelconque du côté du foie, il sera astreint à plus de prudence encore (1).

Ce qu'on ne saurait perdre de vue, c'est que l'hypéremie du foie et l'hépatite — qu'elles soient liées aux flux intestinaux ou qu'elles relèvent de l'influence continue de la chaleur ou du paludisme — contribuent, par leurs récidives, alors même qu'elles ne sont pas suivies d'abcès, à débiliter l'organisme et à le rendre plus accessible aux diverses influences morbides : ces affections du foie sont lentes à guérir et à disparaître complètement ; c'est là, si

(1) *Le Guide hygiénique et médical du voyageur dans l'Afrique intertropicale* contient, à cet égard, un ensemble d'indications précieuses et faciles à suivre pour l'Européen sous ces latitudes.

nous pouvons en juger par notre expérience personnelle — celle d'un séjour de plus d'un an dans l'Afrique intertropicale et d'environ 10 ans en Egypte, — celle des influences pathologiques laissées par les pays chauds qui s'efface le plus tard aprèe le retour définitif en Europe, alors même que l'évolution de l'affection du foie a été enrayée ou retardée par des voyages dans des climats froids ou tempérés.

V

DES AUTRES MALADIES

La pathologie des blancs dans l'Afrique centrale offre encore plusieurs particularités intéressantes.

Je dois signaler à ce titre une affection assez curieuse, c'est une *maladie cutanée parasitaire* due au *founza ia ngômbé*; je l'ai décrite à l'époque dans une note publiée, dans les Bulletins de l'Association internationale africaine ;

« J'ai eu l'occasion d'observer dans ses détails, pour en avoir été atteint moi-même, une affection cutanée produite par un parasite distinct de celui qu'on décrit, en dermatologie, sous le nom de *chique, puce pénétrante.*

« Ce parasite attaquerait particulièrement le bœuf, d'où son nom de *founza ia ngômbé* (1). D'après les indigènes, ses œufs seraient introduits dans la peau de l'homme par une grosse mouche, compagne habituelle du bœuf, et dont la piqûre créerait une voie où les œufs déposés se transformeraient en larves.

« Pendant quelques jours, cet animalcule ne provoque qu'une légère démangeaison ; cette démangeaison augmente la nuit : l'exacerbation est sans doute due à la chaleur du lit, ainsi qu'à l'activité plus grande du parasite

(1) Littéralement : *ver du bœuf.*

pendant la nuit. Ce prurit n'est toutefois pas de nature à appeler l'attention, et on le confond aisément avec celui qu'occasionnent journellement les divers insectes qui tourmentent le voyageur dans les pays chauds ; mais il devient bientôt insupportable et ne tarde pas à être remplacé par une véritable douleur. A ce moment, le corps de l'insecte, enfoncé dans la peau, y détermine, en se développant, une vive inflammation. Le point enflammé est d'une coloration rouge foncé et présente bientôt, à son centre, une élevure dont la base s'enfonce dans les couches profondes du derme. Ce bouton augmente de volume pendant cinq ou six jours. On éprouve, pendant ce temps, des douleurs qui, de térébrantes, sont devenues très-aigües et comparables à celle que produirait la piqûre d'une aiguille. Le point blanchâtre que présente la petite tumeur à son sommet donne alors issue, soit spontanément, soit à la suite d'une pression exercée à la base, à un entozoaire blanc dont la *longueur* peut atteindre *six à huit millimètres* et la *largeur*, *deux ou trois millimètres*.

« A dater de ce moment, la coloration de la tumeur s'efface graduellement ; la douleur s'apaise, cesse au bout de dix à douze heures, et la cicatrisation s'opère.

« J'ai minutieusement observé sur moi-même les diverses phases de cette affection.

« Les points enflammés, siège du *founza*, étaient au nombre de douze et ne se présentaient, qu'en arrière et en dedans et — un seul était en dehors — sur le membre inférieur droit, depuis le milieu de la jambe jusqu'à la hanche.

« N'attachant guère d'importance à ces boutons, je les ai

d'abord pris pour des furoncles commençants, avec lesquels ils offraient une analogie frappante. Le caractère nettement lancinant de la douleur, vers le cinquième ou le sixième jour, me décida à ouvrir, sans retard, tous les points enflammés, quoiqu'ils le fussent tous à des degrés différents et que la douleur ne fût réellement insupportable qu'en trois points. En exerçant une pression sur le pourtour de chaque tumeur et en m'aidant parfois de pinces, je pus amener l'animalcule sur le plat du bistouri et l'examiner à ses divers degrés de développement.

« Le *founza ia ngômbé* est mou, blanchâtre, lisse, et nacré. Il présente des rides transversales qui lui donnent un aspect vermiforme et annelé. Il est muni d'un dard qui se détache nettement en avant; ce dard, qui est noir à son extrémité, est susceptible de s'allonger ou de se retirer; pendant quelques minutes, l'animalcule exécutait de petits mouvements; quant au dard, j'en provoquai les mouvements, que je pus distinguer nettement à la loupe, en touchant avec la pointe d'une épingle le corps du parasite.

« Il faut se garder de confondre cette affection avec une poussée de furoncles. Les saillies qu'elle détermine n'ont pas la forme cônique, ni le sommet acuminé des boutons furonculeux; quant aux douleurs, elles ne sont pas pulsatives, mais d'abord térébrantes, puis lancinantes; ces deux caractères correspondent, le premier à l'augmentation de volume du corps du *founza,* et le second aux mouvements exécutés par le dard de ce parasite.

« Le traitement consiste à mettre l'animalcule à découvert et à le faire sortir de son gîte, sitôt qu'on soupçonne son existence au caractère de la douleur et à la forme des boutons. On se sert à cet effet du bistouri, de la lancette, ou, à leur défaut, d'une épingle. Quand le parasite est sorti, on lave la petite plaie et on y applique un peu de baudruche ou de taffetas gommé.

« Il est important de ne pas attendre la maturité de ces pseudo-furoncles et la formation du pus ; le mieux, dans le doute, est encore d'inciser les saillies inflammatoires, car, s'il s'agit de furoncles, l'incision diminuera l'inflammation et abrègera la durée de l'affection.

« Il faut s'abstenir de favoriser la suppuration en se servant d'emplâtres de diachylon, comme on pourrait être tenté de le faire, surtout en voyage et pendant les marches.

Le voyageur doit toujours avoir présent à l'esprit ce fait que, dans les contrées tropicales, la moindre plaie tend à prendre la forme ulcéreuse. Or, par suite de l'extrême humidité des terres sur lesquelles se font les marches, les ulcères, toujours atoniques, ont la plus grande tendance au phagédénisme qui en éternise la durée et en rend la guérison très-difficile. Ces ulcères graves des membres inférieurs ne se spécialisent pas aux races ; si les nègres, marchant sans chaussures sur un sol ordinairement humide ou fangeux, y sont naturellement plus sujets, les Européens peuvent aussi en être atteints pendant les marches, surtout à la saison des pluies.

« Quant à la *chique*, elle attaque particulièrement le pied et se loge de préférence sous les ongles ou au talon ; c'est en ce dernier point que j'ai eu, maintes fois, l'occasion de l'observer chez des nègres. Son corps peut acquérir le volume d'un pois ou d'une fève. Ce n'est pas sans difficultés qu'on parvient à l'extraire, surtout du talon ; si on ne peut l'extirper en totalité, la partie qui reste dans les tissus peut y développer une inflammation de mauvaise nature. Chez les nègres, d'ailleurs, l'absence de soins et la continuation de la marche à pieds nus provoquent ordinairement, à la suite de cette extraction, un ulcère très-douloureux et très-difficile à guérir. » Kouihara-Ounyanyembé, 3 avril 1879 (1).

L'introduction de ce parasite dans la peau du membre inférieur semble donc donner lieu à une inflammation moins vive et moins profonde que celle qui suit la piqûre de la chique (pulex penetrans). Kaposi, commentant la description donnée par nous des phénomènes occasionnés par la pénétration du *founza*, (2) les rapproche de ceux qu'on observe à la suite du developpement des œufs de la chique sur un point quelconque de la jambe, dans la région des malléoles ou sous les ongles des orteils, et qui peuvent provoquer des accidents graves : lymphangite, abcès, gangrène, nécrose des os et tétanos. Peut-être serait-il plus juste de les comparer aux affections cutanées parasitaires du même ordre observées au Sénégal (*Ver du Cayor*) et dans la Nouvelle-Grenade, au Mexique et au Brésil (*œstre cutérèbre*, *cuterebra noxialis)*.

Le ver du Cayor est, d'après Bérenger-Féraud et Blanchard, la larve de la mouche *ochromya anthropophaga*, qui,

(1) Extrait des rapports publiés par l'Association internationale afriaine. Bulletin de 1879.

(2) *Kaposi*. Traités des maladies de la peau. t. 2 p. 496. Paris 1884.

introduite dans l'épaisseur du derme, sur les membres inférieure et à la région postérieure du tronc, y développe une petite tumeur d'apparence furonculeuse; cette larve est d'une couleur blanche sale; elle a un centimètre de longueur et son corps est parsemé de poils courts et rudes; elle atteint, la plupart du temps, les individus qui reposent sur le sable, étendus sur le dos; on rencontre principalement ce ver à la saison pluvieuse. Ce parasite attaque le chien et quelquefois l'homme (Borius).

Quant à l'*œstre cutérèbre*, commune dans la Nouvelle-Grenade, au Mexique et au Brésil, elle ne pique que les parties découvertes et dépose également des larves dans les tissus (Nielly). L'individu piqué peut ne pas éprouver de douleur au moment de la piqûre et n'en ressentir qu'au moment où la larve s'est développée : « on constate alors » dit Nielly (1) « la présence de petites tumeurs, boutons furonculeux pourvus à leur sommet d'un petit orifice au travers duquel on aperçoit un corps blanchâtre; c'est la larve qui est toujours en mouvement. » Cet auteur ajoute, qu'à part l'insomnie qui n'est pas, d'ailleurs, la règle, la malade n'éprouve aucun symptôme grave, mais que la larve peut siéger dans le voisinage d'un organe important, tel que l'orbite. — D'après Posada Arango, la cutérèbre nuisible attaque le bœuf, le chien, la jaguar et l'homme; elle ne pique que les parties découvertes. La larve atteint près de 27 millimètres de long; son corps est glabre et blanchâtre. « Sur les animaux, la larve abandonnée à elle-même passe à l'état de mouche et disparaît; chez l'homme

(1) *Nielly*. Hygiène des Européens dans les pays intertropicaux, p. 56.

il convient de ne pas attendre ce dénouement et d'extraire la larve. » (1).

Quoi qu'il en soit, nous avons lieu de penser que les éruptions furonculeuses qui ont été décrites, dans les livres de voyages, comme incommodant fort les Européens, pendant l'hivernage, dans l'Afrique orientale, sont probablement la même affection parasitaire que celle que nous avons observée sur nous-même et dont nous venons de rappeler les caractères principaux.

Les *affections des yeux* sont loin d'être rares dans l'Afrique intertropicale. Les conjontivites catarrhales, purulentes et granuleuses sont fréquentes à l'île de Zanzibar, surtout parmi les Arabes pauvres qui dorment en plein air; on peut attribuer cette fréquence à la nature sablonneuse du sol, aux fortes brises qul en soulèvent les fines poussières, à la réverbération solaire sur le sable et sur la surface blanches des maisons, et à la transmission, dont la promiscuité de la vie africaine fait une cause active de propagation : la blennorrhagie uréthrale, qui y est commune, intervient aussi comme cause directe d'ophthalmies intenses. — Sur le littoral, les conjonctivites et les kératites sont fréquentes parmi les noirs, et le plus grand nombre des cas de cécité y est dû aux suites de l'ophthalmie purulente. Dans l'intérieur des terres, les lésions oculaires sont le plus souvent d'origine variolique, et beaucoup de cas de cécité ne reconnaissent pas d'autre cause.

(1) Posada Arango, cité par Nielly. Eléments de pathologie exotique, 1871, p. 649.

Les formes aigües de la conjonctivite semblent de beaucoup les plus fréquentes; les formes chroniques y sont rares, et, quoiqu'il nous soit arrivé souvent de renverser les paupières, chez des nègres, pour y chercher des granulations ou des traces de trachôme, nous n'avons jamais eu l'occasion d'en constater ; nous n'avons jamais non plus observé, parmi eux, d'affections des paupières telles que l'entropion et le trichiasis. La rareté des conjonctivites granuleuses chez les noirs n'a pas lieu d'étonner ceux qui savent qu'en Egypte, les nègres Soudaniens jouissent, à cet égard, d'une certaine immunité, tout en restant sujets aux formes catarrhales et purulentes de la conjonctivite.

Les maladies oculaires occasionnées par la syphilis sont, sans doute, assez fréquentes parmi les indigènes ; il m'est, en tout cas, arrivé d'être consulté, à Mpouapoua par un noir atteint d'une irido-choroïdite syphylitique des mieux caractérisées.

Je dois noter ici une observation qui n'est pas sans intérêt ; dans l'Ougogo, on peut voir beaucoup d'indigènes se barbouiller toute la région péri-orbitaire avec un enduit blanc, obtenu en délayant de la farine de sorgho dans un peu d'eau; c'est évidemment dans le but de diminuer l'absorption des rayons solaires ; l'expérience a dû leur montrer que ce moyen, tout primitif, de protection des yeux contre une lumière trop intense offrait des avantages, et cet usage, si rationnel, fait quelque honneur à leur esprit d'observation.

Les cataractes ne sont pas rares parmi les Africains orientaux, mais les médecins indigènes ne les opèrent pas et ils présentent à cet égard, une infériorité notable vis-à-vis de leurs confrères de l'Afrique occidentale. On sait, en effet, qu'au Sénégal, où les cataractes sont fréquentes, les médecins indigènes savent les opérer en pratiquant, à leur manière, la méthode de l'abaissement et le procédé de la réclinaison ; l'instrument dont ils se servent, à cet effet, est une épine à l'aide de laquelle ils entraînent le cristallin latéralement, tout en le portant en arrière pour le loger dans le corps vitré; Borius signale ce fait, peu connu, dans son ouvrage sur les maladies du Sénégal.

Dans l'Afrique intertropicale, les Européens sont particulièrement exposés aux maladies oculaires que peut produir l'intensité excessive de la lumière solaire directe ou réfléchie. La lumière tropicale est, en effet, trop intense pour des rétines européennes, et les rayons ultra-violets, qui y sont très abondants, ne peuvent qu'exercer une action fâcheuse sur la nutrition des milieux de l'œil.

Dans les plaines de l'Ougogo, à l'influence des rayons solaires directs vient s'ajouter celle de la réverbération solaire sur un sable rougeâtre dont le vent soulève les fines poussières (1) ; aussi plus d'un Européen y a-t-il contracté, au passage, une ophthalmie assez grave pour entraîner la cécité. — Les annales des voyages, et des voyages les plus récents, signalent des cas de ce genre. C'est que, sous l'influence de toutes ces causes puissantes d'irritation, la conjonctivite devient rapidement puru-

(1) Ces poussières sont salines. Le territoire de l'Ougogo présente de grands étangs salins, et c'est même à cette circonstance — soit dit en passant — qu'il convient d'attribuer la richesse en bétail, la vitalité et la prospérité du peuple des Ouagogos.

lente. — (J'ai moi-même été atteint, à mon second passage dans l'Ougogo, malgré toutes mes précautions, d'une conjonctivite catarrhale intense qui m'inquiéta pendant quelques jours et dont je ne me débarrassai qu'en me cautérisant moi-même les culs-de-sac conjonctivaux à l'aide d'un crayon de nitrate d'argent mitigé que j'avais eu le bonheur de retrouver dans mon bagage).

Il va de soi que l'emploi de verres à teinte de fumée (d'une nuance moyenne) est de rigueur dans toute cette région pour remédier à l'excès du rayonnement lumineux.

Beaucoup de femmes indigènes sont atteintes *d'affections vénériennes* ou de *syphilis constitutionnelle*; aussi l'Européen est-il exposé, dans l'exercice de ses fonctions génitales, à contracter ces affections; il ne devra jamais perdre de vue qu'une syphilis contractée dans un tel climat est particulièrement grave et ne peut que faciliter l'imprégnation d'un organisme, déjà débilité, par les divers miasmes infectieux; quant à l'uréthrite simple, qui peut survenir à la suite des rapports sexuels, nul doute que, chez le voyageur astreint à de longues marches, elle ne se complique rapidement d'une orchite: complication fâcheuse dans des circonstances où, plus que partout ailleurs, l'Européen doit garder constamment l'usage de tous ses mouvements.

J'ai noté que dans l'Ougogo, qui est en quelque sorte enclavé au milieu de l'Afrique orientale, la syphilis semble exceptionnelle; j'attribue cette circonstance au peu de relations qu'ont les habitants de cette contrée avec le littoral et à l'habitude qu'ils ont de se marier exclusivement dans leur tribu.

Une promiscuité constante explique la propagation de la syphilis parmi les nègres ; elle est loin de guérir spontanément chez eux, comme le croient quelques auteurs. La guérison n'est qu'apparente et des accidents secondaires peuvent apparaître au bout d'un temps très long. Les Africains orientaux comptent si peu sur la disparition spontanée de la maladie, qu'ils la soignent avec force infusions de végétaux indigènes ; ce mode de traitement paraît, d'ailleurs, peu actif. — Un trait de mœurs intéressant à ce sujet, c'est qu'ils n'attachent pas la moindre idée d'impudeur au fait d'être atteint d'une affection vénérienne ou d'être infecté par la syphilis ; ils semblent n'avoir aucune idée de la contagiosité de ces maladies, car ils n'interrompent pas, en pareil cas, leurs rapports sexuels. Chez eux, la syphilis se soigne, pour ainsi dire, en famille, et l'on voit la femme africaine préparer les tisanes anti-syphilitiques avec autant de naturel que s'il s'agissait du repas quotidien.

VI

Les Européens ne marchant ni pieds nus, ni jambes nues, n'ont guère à redouter les atteintes de la chique femelle (pulex penetrans), ni la piqûre des ophidiens, des arachnides, des myriapodes et de bien des insectes nuisibles. Ils sont exposés aux plaies occasionnées par de mauvaises chaussures ou par la piqûre de végétaux épineux; dans la zône torride, la moindre excoriation qui se produit dans ces conditions tend à prendre la forme ulcéreuse, et, si l'état anémique est suffisamment développé, l'ulcère phagédénique est rapidement constitué.

Dans une note lue en 1880, à la Société de Médecine pratique de Paris, nous avons incidemment examiné un point assez intéressant dans les termes suivants : « *Y a-t-il un antagonisme entre l'impaludisme et la tuberculose?* Cette question a fait l'objet de nombreuses controverses et les médecins français l'ont particulièrement étudiée en Algérie, se prononçant les uns pour, les autres contre cet antagonisme. — Mon observation personnelle me porte à croire que la fièvre paludéenne et la tuberculose ne s'excluent pas chez la même personne ; la fièvre n'épargne pas les tuberculeux ; mais j'ai cru remarquer que, sous l'influence de l'impaludisme, l'évolution des tubercules subit un temps d'arrêt. Le hasard a fait tomber quelques cas de ce genre sous mon observation et je crois le fait intéressant à noter. » Cette observation vise des Européens ayant quitté leur climat d'origine pour le climat intertropical (1). — Quand aux indigènes, à la côte orientale, et dans les terres basses qui l'avoisinent, les maladies de poitrine, et notamment la tuberculose, font, parmi eux, de nombreuses victimes.

(1) Germain Sée pense que, dans ces cas, c'est au changement de climat, et non à l'impaludisme, qui il convient d'attribuer le temps d'arrêt dans l'évolution des tubercules.

VI

QUELQUES MOTS SUR LA PROPHYLAXIE ET LE TRAITEMENT

Les précautions prophylactiques à prendre à l'égard de la fièvre ne sont pas toujours à la portée des voyageurs. L'hygiène des voyages en Afrique présente de nombreux *desiderata* imputables à diverses circonstances qui peuvent attarder, à la côte, le nouvel arrivant ; à l'état des routes et à la difficulté des moyens de transport, qui prolongent, plus que de raison, la durée de la traversée des régions insalubres ; à la nécessité de s'arrêter, et quelquefois de résider, dans des localités insalubres ; enfin à la mauvaise qualité des aliments, des boissons et des vêtements, aux privations, aux fatigues et aux émotions morales.

Dans la mesure du possible, le voyageur et le résident doivent se soustraire aux émanations directes du miasme paludéen ; éviter de dormir à l'air libre ou de coucher directement sur le sol ; porter des vêtements de flanelle, de laine et de drap ; éviter les excès de table, renoncer à l'usage des spiritueux et les remplacer par le thé et le café ; traiter immédiatement le moindre trouble digestif ; bouillir, filtrer, ou mieux encore, distiller leur eau ; choisir de préférence, pour lieu de campement ou de séjour, un endroit sec et élevé ; éviter — autant que possible — une trop longue exposition aux rayons solaires.

Quant à l'action prophylactique de la quinine, elle nous paraît très-contestable, et nous ne saurions recommander l'usage journalier de doses de quinine, prises, à tout hasard, dans un but préventif quand il s'agit de traverser un pays marécageux ou d'explorer une région malsaine.

Quant à l'administration du sulfate de quinine contre les diverses manifestations palustres, notre expérience personnelle nous a conduit à adopter des doses uniques d'un gramme, en poudre, pris dans du café ou dans du pain azyme... si on en a. — Cette dose doit être ingérée au début de la période d'apyrexie qui suit l'accès, et au moins six heures avant le moment présumé de l'accès.

J'avais l'habitude de répéter cette dose pendant les trois jours suivants ; je n'y revenais plus tard qu'en cas de malaise général et de sensation de pesanteur exagérée dans la région du foie.

Règle générale, il vaut mieux s'en tenir à des doses élevées, prises pendant quelques jours, qu'à de petites doses ingérées pendant des semaines. Plusieurs voyageurs ont empiriquement adopté ce dernier usage ; mais, lorsque les doses sont fréquentes, petites, isolées, les accès s'affaiblissent et se raccourcissent, et ils ne s'arrêtent que fort tard, quand ils s'arrêtent. Avec une dose unique, inférieure à un gramme, ingérée 3 heures avant le moment probable de l'accès, j'ai observé que l'accès n'était pas coupé, mais seulement modifié, faible et retardant.

Je signale, en y insistant, l'inconvénient de cette méthode, parce qu'elle est préconisée, à la côte d'Afrique, par des praticiens, qui, la trouvant bientôt impuissante, concluent précipitamment à l'inefficacité du sulfate de quinine, renoncent à son emploi et recourent, sans autre indication que cette circonstance, à la médication arsénicale. J'ai été personnellement victime de cette méthode quand, de retour à Zanzibar, atteint d'une fièvre rémittente (compliquée d'une sciatique, si douloureuse qu'elle me tenait cloué au lit), je me trouvai dans l'impossibilité de me soigner moi-même et de faire les quelques pas nécessaires pour prendre dans ma valise le flacon de sulfate de quinine qui m'avait servi jusqu'alors et que mon entourage, dans les meilleures intentions du monde, refusait de me donner.

Dans la fièv e rémittente, l'administration du médicament doit suivre la fin de l'exacerbation ; dans les formes graves, on doit profiter, sans tarder, des moments de rémission pour ingérer une dose assez élevée de sulfate de quinine ; on peut, en pareil cas, prendre dans la journée, deux doses de 75 centigrammes à 1 gramme pour les 24 heures.

Je n'ai jamais vu d'états dyspeptiques survenir pour avoir pris ce médicament à jeûn ; j'ai vu souvent des vomissements survenir quand il était ingéré un peu avant le repas. — Le mieux est de boire, immédiatement après, du café ou du thé.

Pour les fébricitants et les cachectiques résidant dans la zône insalubre, nul doute que l'ingestion du sulfate de quinine ne doive, à la longue, irriter la muqueuse stomacale ; il y a alors tout avantage à recourir aux injections hypodermiques de chlorhydrate de quinine, lequel est plus soluble et plus riche en quinine que le sulfate. (A poids égal, en effet, le chlorhydrate en renferme 83 0/0, et le sulfate 74 0/0).

Dans les cas si fréquents de fièvre compliquée de symptômes d'irritation cérébrale, on se trouve bien de l'association du bromure de potassium au médicament spécifique ; on obtient ainsi une grande sédation nerveuse.

Je me suis bien trouvé d'applications répétées de teinture d'iode sur la région du foie.

Quant à l'extrait alcoolique d'Eucalyptus, je dois dire que, d'après mon observation personnelle, les résultats thérapeutiques en seraient nuls.

On ne saurait trop recommander au voyageur l'usage fréquent du thermomètre médical dont les indications pourront l'avertir de l'imminence de la fièvre et l'éclairer sur la marche et les caractères de la maladie.

Quant à la proscription dont beaucoup de praticiens ont frappé le lait, elle ne me paraît nullement justifiée ; son usage ne pourrait nuire au fébricitant qu'en cas de complication de dyssenterie aigüe.

Le riz doit entrer, pour une part importante, dans le régime alimentaire. Le voyageur qui se passe de pain s'impose là une privation inutile, car il lui est toujours possible d'emporter une petite provision de farine (qu'il peut renouveler dans les localités où il stationne), et d'obtenir un pain savoureux en prenant pour levain cette boisson fermentée des nègres connue sous le nom de pombé.

Il m'est arrivé, en cas de rareté du blé, de faire entrer

dans la confection du pain un tiers environ de farine de maïs ; cette addition n'enlève rien à la saveur du pain.

L'usage régulier du riz et du pain permet d'équilibrer les éléments animaux et végétaux qui sont indispensables à l'alimentation, et constitue certainement une ressource prophylactique puissante contre la diarrhée et la dyssenterie.

Les boissons les plus à la portée de l'Européen sont : l'eau, le thé et le café ; nous avons eu plus haut l'occasion de blâmer l'usage des boissons spiritueuses qui peuvent être considérées comme une cause active de dyssenterie.

L'*eau* destinée à servir de boisson contient ordinairement des matières étrangères, les unes en suspension, les autres en solution.

De telles eaux sont souvent désagréables à boire ; il est d'usage de les clarifier, — ou du moins de tenter de les clarifier — à l'aide de filtres à charbon ; malheureusement l'action purifiante du charbon ne s'exerce qu'avec une lenteur désespérante (1).

(1) M. le Dr Nicholson a aménagé, pour l'armée anglaise des Indes, un filtre de campagne, dont l'usage, adopté depuis 1874, a donné les résultats les plus satisfaisants : les détachements en marche ont éprouvé, depuis lors, fort peu de diarrhées ou d'accidents cholériformes.

Malheureusement la forme de l'appareil, qui est celle d'une charette à bœufs, le rend impraticable pour ceux qui ont à passer par les étroits sentiers de l'Afrique centrale.

Quand au filtre Chamberland, d'après les expériences récemment faites à l'observatoire de Montsouris par M. Marié Davy, il s'encrasse très-rapidement ; on trouve 2. 1 de matières organiques dissoutes dans l'eau filtrée, à l'aide d'un appareil non encrassé, et on trouve également 2. 1 de ces matières dans l'eau filtrée, à l'aide d'un appareil encrassé ;

Quant à l'alun, il ne peut s'employer qu'exceptionnellement pour des eaux chargées de sels de chaux, ce qui n'est pas généralement le cas.

L'ébullition rend l'eau moins indigeste en détruisant les matières organiques qu'elle peut contenir et en précipitant sur les parois du vase une partie des sels qui s'y trouvent dissous à l'aide d'un excès d'acide carbonique.

Mais il est bon de noter que l'eau impure ne contient pas que des organismes ; elle peut contenir une certaine quantité de chlorures, de sulfates et de nitrates dont l'ébullition n'atteint pas la solubilité ; de telles eaux, bouillies, n'en sont que plus malsaines, car les sels nuisibles y sont d'autant plus concentrés. Elles sont généralement d'une limpidité trompeuse et d'un goût légèrement saumâtre, mais nullement désagréable. Dans certaines localités situées à cinq ou six jours de marche de distance de la côte, on rencontre de ces eaux dont les nègres connaissent si bien les dangers qu'ils n'hésitent pas, malgré les fatigues de la marche, à faire encore un long trajet pour aller chercher dans le voisinage une eau plus salubre. Quand les caravanes ne sont pas prévenues de cette circonstance ou que la sensation de la soif est si impérieuse qu'on la satisfait sans attendre qu'on trouve une eau de meilleure qualité, une véritable épidémie de diarrhée et de dyssenterie se déclare bientôt, atteignant indistinctement les voyageurs noirs et blancs; dans une

c'est-à-dire que la proportion reste la même dans les deux cas (Voir *Journal d'hygiène*. Bulletin de la Société française d'hygiène. Communication de MM. de Pietra Santa et Marié Davy). 9 janvier 1885.

circonstance de ce genre — qui s'est produite pendant mon voyage de retour — quelques hommes de ma petite caravane qui avaient bu de ces eaux m'ont dit avoir éprouvé, pendant plusieurs jours, une sensation de cuisson dans l'urèthre au moment de la miction, et même quelque temps après la miction.

En pareil cas, ni l'ébullition, ni la filtration, ni ces deux moyens combinés, ne peuvent supprimer la mauvaise qualité des eaux. Si l'on réfléchit à cette difficulté, on conviendra qu'on ne peut y obvier qu'en distillant l'eau. Un idéal — réalisable — pour le voyageur serait donc de ne boire, autant que possible, que de l'eau distillée. Il lui serait facile de se munir d'un appareil à distillation portatif où le tube intermédiaire au récipient et au réfrigérant serait suffisamment long pour empêcher l'échauffement, par l'effet du voisinage, du vase qui sert de réfrigérant ; on pourrait faire distiller, la veille, l'eau destinée à l'usage du lendemain, quitte à aérer ensuite, par le battage, l'eau ainsi obtenue.

Tous ceux qui ont vu l'attirail encombrant dont se munissent les voyageurs africains, reconnaîtront que quelques appareils de ce genre ne compliqueraient pas beaucoup les difficultés du transport.

Le *thé* léger est une boisson salutaire dont les étrangers ne sauraient trop adopter l'usage, même et surtout pendant leurs repas.

Elle joint, à ses propriétés légèrement stimulantes, les avantages relatifs d'une eau qui a passé par l'ébullition.

Le *café* a des propriétés stimulantes et anti-déperditrices précieuses pour l'homme qui se livre à des exercices fatiguants et s'expose constamment aux intempéries de l'air. Le café froid, suffisamment dilué, est la boisson la plus saine, la plus rafraîchissante et la plus agréable dont le voyageur puisse emplir sa gourde, et dont il puisse boire, sans en compter les gorgées, pendant de longues marches; son action stimulante est suffisante pour faire renoncer à celle qu'on cherche dans l'usage si dangereux des boissons spiritueuses.

Quant à la bière des africains, le *pombé*, en dehors de son goût peu agréable pour un palais européen, elle est trop riche en alcool pour qu'on puisse recommander d'y recourir ; il n'en est pas de même de l'*hydromel*, car on peut le préparer de façon à n'obtenir qu'une légère fermentation ; on peut en dire autant du *togoi*, qui résulte de la macération du grain de sorgho, pendant 24 heures, dans une certaine quantité d'eau ; cette macération donne une boisson assez agréable et très-nutritive ; j'en ai fait l'essai sans éprouver d'inconvénient ; son usage n'entraîne, ni diarrhée, ni troubles digestifs d'aucune sorte. L'usage modéré de ces boissons suffirait, de temps à autre, pour rendre l'usage constant du thé moins pénible à ceux qui auraient contracté en Europe des habitudes alcooliques.

Sans nous étendre sur l'hygiène des vêtements, notons les avantages de longues et épaisses ceintures de laine sur le ventre comme moyen préventif de la dyssenterie. Nous nous sommes admirablement trouvé d'une large ceinture faite du tissu dont les Arabes et les Bédouins du désert font leurs burnous (telle qu'on en vend dans les bazars du Caire) ; 2 à 3 tours de cette ceinture la maintiennent directement appliquée sur le ventre et en empêchent le déplacement.

Une diète sévère, le repos, l'cau albumineuse, l'eau de riz, l'opium suffisent souvent à guérir les premières attaques de dyssenterie. Dans les autres cas, la médication la plus efficace consiste dans l'emploi du calomel ou de l'ipéca seul ou combiné aux opiacés

---

IX

DE L'ACCLIMATEMENT

En présence des conditions climatologiques et des influences pathologiques que nous venons d'examiner, on conçoit qu'il ne peut être ici question, à propos de l'acclimatement des Européens dans l'Afrique intertropicale, que de cette adaptation passagère au climat, nécessaire à ceux qui explorent ces contrées ou qui, pour des raisons diverses, tentent d'y rester le plus longtemps possible. Il ne faut pas, cependant, renoncer à trouver dans l'Afrique centrale des régions où l'Européen puisse jouir pendant quelques années d'un climat compatible avec la santé, car les climats partiels de cette zône présentent des différences de salubrité très-marquées. Il y a des contrées qui, bien que soumises aux influences météorologiques propres au climat de cette zône, jouissent d'une salubrité réelle : tels sont les massifs montagneux du Ngourou et de l'Ousagara ; sauf ces points, toute la région comprise entre le littoral et l'Ougogo est insalubre. Les vastes plaines de l'Ougogo jouissent d'une salubrité réelle. Quant à l'Ounyamouési, les nombreuses dépressions qu'y présente le plateau le rendent insalubre ; le district de Tabora — où les traitants Arabes ont fondé des établissements — se distingue par son insalubrité qui égale celle de la côte ; si les Arabes s'y sont fixés, c'est que ce point est à l'intersection des routes des caravanes, et qu'ils préfèrent à des hauteurs salubres, mais peu fertiles, des terres basses et fertiles ; or, dans ces régions, une grande fertilité correspond à une humidité et à une insalubrité excessives.

Quant à la côte et aux terres basses qui l'avoisinent, nous avons déjà dit que leur insalubrité est grande ; ajoutons qu'elle est permanente, car il n'y a pas, à vrai dire, de saison absolument sèche, et, si cette circonstance donne à la flore une exubérance remarquable, elle favorise également au plus haut degré l'éclosion des miasmes telluriques et elle oppose actuellement un obstacle insurmontable à l'acclimatement de la race blanche. Tout Européen y devient bientôt valétudinaire ; la malaria n'y épargne ni voyageurs, ni résidents : tous n'en meurent pas, mais tous en sont frappés.

Malgré leur voisinage des foyers palustres, les hauteurs de l'Ousagara et du Ngourou sont salubres ; les Européens y sont préservés de la malaria qui semble disparaître pour faire place à des maladies d'origine météorologique : aussi peuvent-ils y vivre, pendant plusieurs années, sans contracter d'autre affection que l'anémie essentielle : à condition, naturellement, d'y observer les précautions nécessaires pour éviter les flux intestinaux.— Malheureusement, en Afrique, les stations élevées ne sont pas toujours le point de mire visé par les explorations et par les essais de colonisation, et elles sont loin d'être utilisées comme elles pourraient l'être.

Nous avons signalé jadis, avec insistance, les avantages hygiéniques qu'offre la région montagneuse de l'Ousagara, qui semble destinée à devenir, pour les blancs de la côte, un véritable sanitorium (1). Ils pourraient y reprendre des forces nouvelles et raffermir une santé épuisée par le climat palustre, brûlant et humide du littoral; ce serait, en tout cas, l'étape sanitaire indiquée avant le retour en Europe. Le rapatriement reste, en effet, la suprême ressource, si le séjour à la côte se prolonge plusieurs années; car, pour avoir résidé plus ou moins longtemps sur des hauteurs salubres, on n'en reste pas moins exposé à subir de nouveau l'influence de la malaria quand on rentre à la côte ou qu'on se rend dans tout autre foyer palustre, à l'intérieur des terres.

Par rapport à Bagamoyo — qui est une véritable nécropole pour les blancs, — l'île de Zanzibar est presque un lieu de convalescence; l'influence palustre y est, en effet, moins intense; il n'en faut pas moins la considérer comme une localité insalubre, n'offrant aucune chance de conférer l'acclimatement. Dans son voisinage, se trouve Lamos, qui passe pour salubre: Les Seychelles, qui en sont plus éloignées, et dont le climat est d'une salubrité re-

(1) Nous n'avons pas à regretter les efforts que nous avons tentés dans cet ordre d'idées (voir notre travail intitulé : *Contribution à l'étude des maladies et de l'acclimatement des blancs dans l'Afrique intertropicale*, inséré en 1880 dans les Bulletins de l'Association internationale africaine; voir aussi *La Question africaine*, conférence donnée à l'Union syndicale de Bruxelles par le Dr Dutrieux, en mars 1880, p. 20 : « Une particularité intéressante au point de vue pratique » disions-nous « c'est qu'un véritable sanitorium peut parfaitement être installé dans les monts Ngourou ainsi que dans l'Ousagara). » Depuis lors, une mission française a choisi cette dernière région pour y installer une station.

marquable, peuvent également être choisies, à un moment donné, comme lieu de convalescence par les personnes éprouvées par le climat de Zanzibar. « En effet » dit Nielly « malgré la haute température et les pluies d'hivernage qui font surtout des Seychelles un climat intertropical, les fièvres et les maladies palustres y sont des plus rares, d'où un état sanitaire des plus compatibles avec l'acclimatement des Européens ; leur race y a fait souche à plusieurs reprises..... Ces îles sont montagneuses, à base de corail ; leurs collines sont couvertes de forêts, l'irrigation naturelle de leurs vallées est heureusement disposée pour l'écoulement des pluies, *le déboisement n'y a pas opéré son œuvre malsaine.* » Le sol de Zanzibar, au contraire, est peu accidenté ; il ne présente aucune altitude, mais seulement des inégalités et des dépressions dans lesquelles s'accumulent les eaux pluviales, d'où résultent de petits marécages ; il est d'origine madréporique.

Ainsi, si on les considère isolément, les conditions météorologiques de la zône intertropicale ne constituent pas des causes d'insalubrité, et l'homme de race blanche possède la faculté de s'y adapter ; il peut vivre exempt de la fièvre palustre, et même de la dyssenterie, dans un climat donné de cette région ; non pas qu'il y acquière à la longue une immunité contre ces maladies, mais parce que la topographie de ce climat partiel ne comporte pas le développement de ces affections. Rien ne s'oppose, théoriquement, à ce que l'Européen se transporte directement sur les hauteurs salubres de la zône intertropicale de l'Afrique ; il ne doit nullement s'astreindre à séjourner dans des points intermédiaires pour se préparer à subir l'influence du climat nouveau; une preuve suffisante de l'adaptation rapide de l'organisme au climat proprement dit sous ces latitudes est fournie par les navires qui voyagent sur tous les points des mers tropicales sans voir leur état sanitaire se modifier : à une seule condition, celle de ne pas aborder les contrées insalubres. Cette condition ne peut être réalisée par les Européens qui se portent vers la côte d'Afrique ; mais au lieu de s'y attarder dans les foyers palustres, ils doivent s'efforcer de les fuir au plus tôt et de traverser au plus vite la région insalubre qui les sépare des localités montagneuses. On voit que cette question complexe, et généralement mal posée, de l'acclimatement se divise pourtant bien nettement. L'acclimatement n'est complet que là où les influences météorologiques sont seules en cause ; l'acclimatement ne reste que météorologique; mais si l'on peut admettre l'acclimatement météorologique, proprement dit, on peut aussi affirmer, sans hésiter, que l'acclimatement pathologique n'est qu'un mythe. S'il y a adaptation, accoutumance de l'organisme à de nouvelles conditions météorologiques, il n'y a pas d'immunité, de préservation acquise contre les maladies endémiques; tout au plus, peut-on considérer l'acclimatement météorologique comme capable d'atténuer, dans une certaine mesure, les influences endémiques ; c'est ainsi que les nègres de Zanzibar sont pris de fièvre, tout comme les blancs, quand ils arrivent dans l'Ounyamouési ; seulement, la fièvre est chez eux plus bénigne.

Si nous insistons sur ce point, c'est à cause d'une erreur, assez répandue dans le monde géographique, consistant à croire qu'on a de grandes chances de se préserver de la fièvre, de la dyssenterie et de l'hépatite, en séjournant quelque temps dans des climats de transition avant d'aborder à la côte d'Afrique, et en stationnant quelques mois sur le littoral avant de pénétrer dans l'intérieur des terres. La première étape ne peut avoir d'autre effet que d'atténuer les premières impressions du climat météorologique ; or l'organisme peut parfaitement les supporter d'emblée, dans de bonnes conditions d'hygiène. Quand à la seconde étape, non-seulement elle est inutile, mais elle est des plus nuisibles, et celui qui en escompte le bénéfice s'expose à une amère déception (1). On croit généralement qu'un même individu acquiert d'autant plus d'aptitude pour le climat intertropical qu'il l'habite depuis plus longtemps ; il est loin d'en être ainsi. J'ai pu me rendre compte du genre d'immunité dont jouissent apparemment quelques Européens dans quelques foyers palustres de cette zône. Il n'y a d'autre immunité que celle que confère le fait d'avoir eu déjà la maladie, sous la forme d'accès fébriles, ou sous celle d'une intoxication qui se traduit bientôt par l'anémie progressive, par les troubles dyspeptiques et par l'hypertrophie du foie et de la rate ; ces manifestations premières de la cachexie palustre se développent au bout d'un temps qui varie suivant la réceptivité de l'individu, suivant l'accoutumance qu'il peut avoir au climat météorologique, et suivant les

(1) On sait, depuis les recherches de Kelsch, que 20 à 30 jours de fièvre palustre suffisent pour abaisser le chiffre normal des globules du sang, qui est de 5.000.000 par millimètre cube, à 1.000.000 et même à 500.000.

conditions hygiéniques dans lesquelles il vit. L'habitude ne confère donc pas l'immunité, elle ne confère que la prudence.

Les Anglais ont si bien compris l'inutilité des mesures préalables d'acclimatation qu'ils ont renoncé à échelonner leurs garnisons sur la route des climats insalubres pour recourir à la création de troupes indigènes et à la séquestration des troupes européennes sur les hauteurs.

L'Européen qui arrive dans ces climats malsains de l'Afrique dans un état de santé parfaite, qui adopte toutes les mesures hygiéniques désirables, qui oppose aux maladies endémiques le traitement le plus convenable, qui fait tout pour en éviter ou pour en atténuer les récidives, arrive, au bout d'un certain temps, à la tolérance compatible, nous ne dirons pas avec la santé, mais avec l'existence, et il peut séjourner quelques années dans ces localités insalubres ; mais, dans tous ces cas, il ne s'agit jamais que d'une immunité *relative*, que d'un acclimatement *apparent*. La fièvre pourra revêtir des formes bénignes ; la réceptivité pourra paraître s'épuiser ; on pourra se croire, se dire et passer pour acclimaté. Mais l'intoxication miasmatique n'en exerce pas moins son action ; et si cette action reste quelque temps latente, elle pourra se révéler, au moment le plus inattendu, par une attaque foudroyante. C'est ainsi qu'à ma connaissance une fièvre pernicieuse algide est venue frapper un Européen qu'un séjour de 8 ans à la côte Orientale faisait considérer comme acclimaté et qui n'avait eu, depuis plusieurs années, que quelques légers accès de fièvre. C'est que le plus souvent alors aux manifestations franches de l'action miasmatique a succédé un état cachectique apyrétique, ou à peu près, avec gonflement du foie et de la rate; on pourra toujours constater, dans les prétendus cas d'acclimatement, l'existence, à côté de ces lésions, d'un état anémique très-prononcé, avec bruits de souffle au cœur et dans les gros vaisseaux; et, pour peu qu'on interroge le sujet, on l'entendra sé plaindre de palpitations et de dyspepsie.

Si quelques individus vigoureux et prudents résistent plusieurs années, ils restent dans cet état de débilité, de langueur et de vieillesse prématurée qui frappe, à première vue tout observateur, et ils finissent par franchir l'étape qui mène à la morbidité et à la mort.

Il n'y a pas plus d'acclimatement contre la dyssenterie et l'hépatite que contre le paludisme. Toutefois la tolérance individuelle peut exister à un degré plus marqué pour ces maladies que pour les fièvres palustres.

Les indigènes ont le bénéfice d'un certain acclimatement; mais cet acclimatement ne va pas jusqu'à l'immunité complète, et ils perdent cet avantage quand ils se déplacent vers un point plus insalubre que leur climat habituel; ils subissent les influences endémiques comme les étrangers, mais sous une forme plus bénigne, et ils ne rencontrent pas plus de causes de mort dans la fièvre, la dyssenterie et l'hépatite que les habitants des pays tempérés n'en trouvent dans la pneumonie, la pleurésie et le rhumatisme articulaire.

Au cours de ces considérations sur l'acclimatement individuel, nous avons brièvement établi que l'Afrique intérieure présente, en dehors de ses foyers d'endémie, des climats sains où l'Européen peut vivre un certain nombre d'années dans un état satisfaisant de santé, n'ayant à lutter que contre des influences thermiques et contre des variations météorologiques excessives ; malheureusement, dans les conditions actuelles, l'accès des localités saines n'est guère facile, et la traversée des régions insalubres est lente et laborieuse; on ne pourra l'abréger qu'en améliorant les voies de communication et qu'en perfectionnant les moyens de transport, d'où la nécessité d'exécuter dans la zône insalubre d'immenses travaux, moins en vue de les assainir radicalement que de faciliter l'accès des plateaux salubres. Dans l'état actuel des entreprises africaines, il serait, en effet, difficile, sous le ciel de feu des tropiques, d'aller bien loin dans la voie de l'assainissement des contrées marécageuses, et il serait téméraire de penser à rendre habitables pour la race blanche les terres basses sises en deçà du plateau central.

Cet état de choses durera longtemps encore, car, pour l'améliorer, il faudrait changer de fond en comble les conditions telluriques d'une immense étendue de territoires marécageux ; on ne peut entrevoir que dans un avenir bien lointain la réalisation complète de pareils projets : elle reste subordonnée aux efforts et aux progrès de notre civilisation ; ce sera l'œuvre du temps, l'œuvre des siècles pour l'Afrique, comme ce l'a été pour l'Europe (1).

(1) N'oublions pas le temps qu'il a fallu dans les diverses contrées d'Europe pour assainir les localités infectées par la malaria ; encore n'est-on pas arrivé, dans bien des pays civilisés, à éteindre les foyers palustres. Jusqu'au XVIIe siècle, la malaria sévissait à Londres : « Les médecins de l'époque nous ont laissé le récit d'épidémies telluriques qui

Quant à attendre de la culture la disparition de la malaria dans cette zône insalubre, nous pensons, avec

rappellent ce que nous ne voyons plus aujourd'hui que sous les tropiques; en 1558 notamment, la peste joua le rôle d'une véritable peste. » (Bordier).

Jusqu'au XVIIe siècle, il mourait chaque année à Londres, du fait de la fièvre intermittente, plus de 3,000 personnes; aujourd'hui, il n'en meurt pas 300 dans toute l'Angleterre.

Les polders de la Hollande et des Flandres belges sont moins malsains aujourd'hui qu'autrefois. Les Pays-Bas étaient jadis une des contrées plus meurtrières de l'Europe. Dans sa *Géographie médicale*, Bordier rappelle que, lorsque les Anglais débarquèrent en 1809 dans l'ile de Walcheren, sur un effectif de 39,219 hommes, 4,175 moururent de la fièvre et le nombre des admissions à l'hôpital pour fièvre fut de 26,846; le feu de l'ennemi ne leur avait coûté que 217 hommes !

La mortalité en Hollande, par fièvre intermittente, est aujourd'hui encore considérable. En Belgique, la malaria de 1856 à 1860 a occasionné 1696 décès; d'après le recensement de 1866, la surface des polders y était de 97,304 hectares.

Sans parler des autres contrées de l'Europe où la malaria fait encore un trop grand nombre de victimes, notons, en passant, qu'en Grèce la mortalité par fièvre paludéenne forme les deux tiers de la mortalité générale.

« En France » dit M. Lacassagne (1) « dans la Bresse, la Sologne, la Saintonge, sur les côtes de la Méditerranée, nous avons encore plus de 190,000 hectares d'eaux stagnantes, et qui certainement, quand on le voudra pourront devenir productives. » Quant au temps nécessaire, dans les pays les plus civilisés, à l'exécution des travaux d'assainissement des contrées marécageuses, on peut l'apprécier par le fait suivant: « C'est en 1857 » dit Bordier (2) « qu'on a commencé les travaux de desséchement des étangs du Forez; à l'heure actuelle on n'a encore exécuté que le quart des travaux; la dépense s'est élevée à 540,000 fr. et lorsque tout sera terminé, on aura dépensé 7 millions de francs. » L'auteur fait remarquer, que déjà la fièvre paludéenne y a diminué des 3/4, que la plus-value des terres est déjà de 4.500.000 fr., et qu'elle sera, les travaux terminés, de 24 millions.

(1) *Lacassagne*. Précis d'hygiène, 1879, p. 386.
(2) *Bordier*. Géographie médicale 1884, p. 203.

Nielly, que « c'est poursuivre une chimère ». On voit en effet sous ces latitudes la richesse agricole et la malaria marcher de pair, et ce sont les localités les plus cultivées, les plus fertiles, qui sont les plus insalubres. Il ne peut être ici question, comme pour les climats tempérés, d'épuiser la puissance végétative du sol. « Comment s'expliquer » dit Nielly (1) « que la végétation luxuriante et toute spontanée qui couvre certains sols fébrigènes de la zône tropicale n'épuise pas la puissance végétative de ces sols tout aussi bien que la culture? »

Ce n'est évidemment qu'en modifiant profondément le régime des eaux qu'on arriverait à assainir ces régions.

Il ne faudrait pas non plus s'abuser trop sur les avantages hygiéniques à attendre du défrichement et du déboisement dans la zône torride de l'Afrique. On peut s'en aire une idée approximative par les résultats qu'ils ont donnés aux îles Maurice et Bourbon.

« Pendant de longues années et jusqu'au milieu de ce siècle », dit Nielly, « Bourbon, comme Maurice, a passé pour une colonie essentiellement salubre dans laquelle la race blanche pure se propageait facilement sur les hauteurs de l'île, et vivait en faisant souche sur le littoral, aux seules conditions de se revivifier par des mariages entre Créoles et Européens, ou par des voyages individuels. Quant à l'acclimatement individuel, c'est-à-dire à celui des fonctionnaires et des commerçants vivant dans la colonie pendant un nombre limité d'années, il ne faisait pas l'ombre d'un doute. »

(1) *Nielly*, Eléments de pathologie exotique, 1881, p. 178.

Les fièvres palustres étaient rares autrefois dans ces deux îles.

Mais depuis 1865 environ, elles se constituent de plus en plus en climats telluriques palustres, et la mortalité générale de ce fait a beaucoup augmenté.

« L'on se demande aujourd'hui » dit Nielly (1) « ce que deviendront et l'acclimatement de la race et l'acclimatement individuel lui-même si on n'y prend garde. Un obstacle puissant à cette adaptation s'est, en effet, élevé à la Réunion comme à Maurice : nous avons nommé le paludisme. » Il y a eu dans les deux îles des déboisements, des défrichements pratiqués progressivement depuis le commencent de ce siècle, et surtout depuis 1830. Comme le fait remarquer Delteil, (2) les eaux pluviales tombant sur des terrains déboisés et en pente, charrient les terres et les matières organiques jusqu'à l'embouchure des cours d'eau et contribuent à y créer des surfaces alluvionnaires fébrigènes : et ces même pluies tombant sur des terrains déboisés, mais plats, y stagnent et y constituent des terres marécageuses. « Tous ces faits » dit Nielly « sont applicables à la Réunion et à Maurice et fournissent l'explication des maladies palustres qui y règnent. »

L'auteur ajoute, quant à Maurice, que les maladies paludéennes y ont existé de tout temps, mais qu'elles ont pris une intensité de plus en plus grande à mesure que l'on a pratiqué le déboisement de l'île, entrepris, là comme

(1) Nielly. Hygiène des Européens dans les pays intertropicaux. 1884. p. 138.

(2) Delteil. Considérations sur le climat et la salubrité de la Réunion. Arch. de méd. nav. 1881.

à la Réunion, pour étendre la culture de la canne à sucre.

Parmi les divers moyens, plus aisés à formuler qu'à mener à bonne fin, et qui pourront modifier un état de choses inquiétant pour l'avenir, Nielly indique, outre le reboisement, l'établissement d'un système complet de canalisation, l'émigration plus active des blancs vers les altitudes moyennes de l'île, et le croisement avec la race nègre.

Après avoir signalé l'existence de hauteurs salubres, voisines des foyers palustres, dans l'Afrique intérieure, nous devions rappeler ce fait de localités faiblement palustres de la zône tropicale, où le paludisme s'est développé peu à peu au point de compromettre jusqu'à l'acclimatement individuel : il nous fait pressentir que la salubrité des diverses altitudes dans l'intérieur de l'Afrique est toute conditionnelle, et que ces points finiraient par être envahis par le paludisme à la suite de modifications analogues à celle qu'a subies, de nos jours, le sol de Maurice et de Bourbon. Sans vouloir préjuger une question aussi complexe que celle de l'avenir d'une colonisation des plateaux de l'Afrique centrale, on est cependant en droit de penser qu'ils offrent des conditions d'acclimatement plus avantageuses que bien des colonies européennes, que la Cochinchine, que les Antilles, que Mayotte et Nossi-Bé, par exemple, et l'on peut prévoir que, dès que les régions salubres de l'Afrique intérieure seront aisément accessibles, la santé des Européens y courra moins de dangers qu'elle n'en court actuellement dans beaucoup de contrées lointaines où les pousse leur activité commerciale.

Pour juger si l'acclimatement de la race blanche a des chances de s'opérer dans les régions salubres de l'Afrique intertropicale, il faut se rappeler l'exemple fourni par les Mameloucks circassiens, qui, ne pouvant parvenir à faire souche en Egypte, n'y maintenaient leur nombre et leur puisssance qu'au moyen d'un recrutement continu dans leur pays d'origine. Il n'y a pas d'exemple, en Egypte, d'une famille d'origine européenne qui ait prospéré et se soit propagée pendant trois générations. Nous avons eu l'occasion d'y remarquer la grande fréquence des avortements et des métrorrhagies chez les Européennes (1) ; le même fait a été signalé pour les Anglaises dans l'Inde. En somme, les Européens ne font pas plus souche en Egypte que les Anglais dans l'Inde ; aussi ne peuvent-ils coloniser réellement ces contrées.

Le Français, pas plus que l'Anglo-Saxon, ne s'est acclimaté aux Antilles. Le Dr Rochoux déclare que les familles qui ne se sont pas de temps en temps retrempées, s'éteignent à la 3e ou 4e génération. Quant à l'Algérie, l'acclimatement y est considéré tout au moins comme difficile ; une statistique, faite il y a quelques années, a établi que la mortalité moyenne des soldats français y était quatre fois plus considérable que celle des troupes en France, et que, pour les colons européens, elle atteignait le double de celle qu'on observe en France. M. Bordier rappelle, à cette occasion, que les « Alsaciens-Lorrains qu'on a envoyés

(1) Chez les colons européens, la tendance aux congestions qui se manifeste du côté du foie chez l'homme, semble se manifester de préférence du côté de l'utérus chez la femme.

comme colons en Algérie y ont rapidement dépéri. » (1)

Il convient de remarquer que, pour l'Algérie, la fréquence des voyages en Europe introduit une donnée particulière dans les conditions du problème de l'acclimatement ; il faut aussi tenir compte de cette circonstance pour l'Egypte, quoique à un degré moindre.

Quant à l'Afrique intertropicale, il n'y a pas à se dissimuler que, dans l'état actuel des choses, le paludisme et l'anémie essentielle progressive constituent les plus grands obstacles à l'acclimatement individuel, et à plus forte raison, à l'acclimatement de la race blanche. Dans ces régions, comme dans l'Inde, c'est par l'utilisation des hauteurs salubres comme *sanitoria*, c'est par des séjours fréquents sur les altitudes, par des voyages en Europe et par la pratique constante des règles de l'hygiène que les Européens arriveront à y passer un certain nombre d'années, sans compromettre sérieusement leur santé, et pourront entretenir l'activité corporelle et l'énergie morale nécessaires pour diriger des entreprises de longue haleine.

Dans leur œuvre, d'ailleurs, il peuvent heureusement compter sur les aptitudes de celles des races africaines qui occupent le rang anthropologique le plus élevé et qui semblent les plus susceptibles de s'améliorer par le mélange et par l'éducation (2) et de s'imprégner de notre

(1) Bordier. Géographie médicale p. 628.

(2) Les enfants noirs élevés par les missionnaires, dans leurs établissements de la côte orientale d'Afrique, font généralement preuve d'intelligence et d'aptitude. On parvient à leur faire contracter le goût du travail et à leur inculquer quelques notions d'une loi morale ; au contact des Européens, il tendent à perdre les craintes superstitieuses et l'esprit soupçonneux de leur race.

civilisation à un degré suffisant pour la faire rayonner parmi les races moins bien douées qu'elles. (1)

(1) Il est juste de faire une place à part à la race abyssinienne qui a déjà atteint un degré de civilisation très-avancé : elle est douée d'une vitalité puissante, et elle semble à même de jouer un rôle important dans la civilisation d'une grande partie de l'Afrique centrale, si l'influence européenne parvient à l'engager dans cette voie. Remarquons, en passant, que le climat exceptionnel du plateau éthiopien en fait peut-être la seule région de l'Afrique où la race blanche ait chance de s'acclimater, dans l'acception scientifique du mot, c'est-à-dire, vivre, prospérer, procréer, en un mot : coloniser. Il convient de remarquer qu'en Abyssinie, la perspective du croisement de races, désirable pour l'avenir des établissements européens, n'a rien de répugnant pour les immigrants de race blanche ; les voyageurs qui ont visité cette contrée professent du moins cette opinion.

SECONDE PARTIE

NOTES ET OBSERVATIONS DE GÉOGRAPHIE MÉDICALE

I

INDICATIONS SOMMAIRES SUR LA ROUTE SUIVIE DANS LA RÉGION INSALUBRE ENTRE BAGAMOYO ET MPOUAPOUA

Cette route, abstraction faite de ses sinuosités, correspond sensiblement à la ligne idéale qui séparerait le tiers supérieur du tiers moyen de l'espace compris entre le 6e et le 7e parallèle, au sud de l'Equateur. — Elle nous a permis d'éviter les plaines marécageuses de la Makata et la vallée malsaine de la Mokondokoua.

A partir de Mkoundi, la route se poursuit dans un pays montagneux qui m'a paru salubre et exempt de fièvres jusqu'à Mpouapoua.

Les diverses routes qui, de la côte, conduisent les voyageurs à Mpouapoua, sont suivies depuis longtemps par les caravanes qui choisissent l'une ou l'autre suivant leur facilité ou leur sécurité, suivant la quantité et la qualité de l'eau, selon le prix des vivres, et surtout suivant que le voyage a lieu à la saison sèche ou à la saison pluvieuse.

On désigne, sous le nom de *porry*, tout espace désert et sans eau compris entre deux villages ; les porrys que j'ai traversés étaient tous boisés, et quelques-uns étaient fortement accidentés. Le voyageur peut y être inquiété, le jour par des bandes de pillards, et la nuit par des bêtes fauves ; aussi les caravanes y sont-elles sur un qui-vive perpétuel.

J'ai noté au passage un grand nombre de lits desséchés de torrents et de ruisseaux, sans nom, qui doivent charrier un volume d'eau considérable à la saison des pluies.

La durée du trajet varie selon que le voyageur marche avec une caravane plus ou moins nombreuse ; car les sentiers y ont peu de largeur et on ne peut y passer qu'un à un.

J'ai évalué, d'après les indications de mon *podomètre*, que je faisais, en moyenne, quatre kilomètres à l'heure. En tenant compte des détours, coudes et sinuosités de la route, l'espace réellement parcouru en longitude correspond au chiffre moyen de 2 kilomètres 1/2. — Le tableau suivant, où j'ai eu soin de noter les altitudes des points principaux, peut être consulté avec fruit par ceux qui veulent se faire rapidement une idée de la topographie de la région insalubre.

ÉTAPES	NOMS DES LOCALITÉS	DURÉE MOYENNE du trajet	NOMS des COURS D'EAU IMPORTANTS	ALTITUDES principales
1	Schamba kisoka.	1 heure.	Passage du Kingani (fl.).	
2	Kikoka.	3 » 1/2		
3	Pori.	4 »		
4	Rosako.	2 »		
5	Pori.	5 »		
6	Kwa-Ibrahimou ou Kivongo.	2 » 1/2		
7	Kwa-Fondi, Kizizi ou Msakourire.	3 »		209m.
8	Pongoué.	3 »		313m.
9	Founé, Kwa-Loongwé.	5 » 1/2		
10	Mbaa, Kwa-Kilimo.	4 »		
11	Bords du Vouami: (camp entre le village de Kingowé et le Vouami).	5 »		
12	Mbouiouni (près de Mdoé).	1 » 1/2		
13	Pori (camp à proximité d'un village abandonné, appelé Tongo).	4 » 1/2	Passage du Mtoto-Vouami (petit Vouami).	
14	Mandili (rive gauche du Vouami).	3 » 1/2 N.-B. Le passage du fleuve a demandé 8 h. pour le transp. des ballots, caisses, matériel de l'expéd.	Passag. du Vouami (fl.)	319m.
15	Mkondo (camp sur la rive droite du Loukindo).	3 » 1/2	Loukindo (rivière) (affluent du Vouami).	
16	Kwa-Makorowa (camp sur la rive droite de la Mawé).	4 » 1/2	Passage du Mkono-Loukindo (bras du Loukindo), Cotoye la Mawe (rivière) afl. du Vouami.	
17	Mpouiani-Mvoméro.	2 » 1/2	Passage de la Mahoulala (riv.) et du Mvoméro (riv.) affl. du Vouami.	
18	Mkoundi.	3 »	Passage de la Mkoundi (riv.) affl. du Vouami.	451m.
19	Pori.	5 »		677m.
20	Magoubika.	4 »	Passage de la Magoubika (riv.) affl. du Vouami.	770m.
21	Mamboïa.	2 »	Passage de la Mamboïa (rivière).	787m.
22	Pori.	3 »		
23	Kitangwé.	2 » 1/2	Passage de la Kitangué (rivière).	946m.
24	Loubého.	2 » 1/2		1353m.
25	Mlali.	5 » 1/2		1287m.
26	Toubougwé.	6 »	Passage de la Mlali (riv.) et de la Toubougué (riv).	
27	Mpwa-pwa.	6 »	Cours d'eau sans nom se perdant dans le sable.	869m.

II

NOTES DE CLIMATOLOGIE, D'ETHNOLOGIE ET D'ANTHROPOLOGIE RECUEILLIES A MPOUAPOUA, A LA FRONTIÈRE DE L'OUGOGO.

Mpouapoua est situé à la limite de l'Ousagara qu'il sépare de l'Ougogo proprement dit. Topographiquement, c'est le point le plus important entre la côte et l'Ounyamouési. La vallée de Mpouapoua est circonscrite par une demi-ceinture de montagnes s'étendant du sud-est au nord-ouest. Des hauteurs, descend un cours d'eau, sans nom, qui va se perdre dans le sable.

Les habitants de cette localité sont désignés par les gens de la côte sous le nom de *Machenzis*, qui veut dire sauvages, non-civilisés, par opposition au nom de *Ouongwanas*, civilisés, dont les habitants de Zanzibar et de Bagamoyo se sont décorés sans le moindre scrupule.

Cette contrée est très salubre ; il y a peu de cultures, les indigènes s'adonnant surtout à l'élève du bétail.

Au sortir de leurs habitations (tembés), les gens du pays, qu'ils aillent chercher de l'eau, cultiver leurs champs, faire paître leurs troupeaux ou visiter les tembés voisins, sont toujours armés de lances, d'arcs et de flèches. Les enfants même sont armés et suivent souvent leur père en portant une partie de ses armes. Les habitants de Mpouapoua sont très superstitieux ; il serait assez difficile de dire s'ils ont une notion religieuse quelconque : ils fêtent seulement l'apparition de la nouvelle lune par des cris, des coups de fusil, des chants et des danses bruyantes qui se prolongent bien avant dans la nuit.

Les femmes, qui sont très-laborieuses, y passent la plus grande partie du jour à broyer le moutame (sorgho), dont la farine, bouillie, constitue la nourriture principale dans toute cette contrée.

Le moutame est ici très-grêle ; il n'y a ni maïs, ni manioc, ni patates, ni tabac comme dans la plus grande partie de l'Oukagourou et de l'Ousagara ; le miel seul y est assez abondant; la culture du sol paraît, d'ailleurs, complètement négligée dans cette contrée, où l'on mange, en dehors du moutame, une espèce de lentilles et de haricots très indigestes, dont l'ingestion est une cause fréquente de diarrhée pour l'Européen.

Avant de quitter Mpouapoua, le voyageur doit faire une provision d'eau pour trois jours, l'eau étant saumâtre et rare jusqu'à Mvoumi, où les caravanes s'arrêtent à leur entrée dans l'Ougogo.

L'altitude de Mpouapoua, telle que je l'ai déterminée au lieu du campement, est de 869 mètres.

En gravissant le point qui m'a paru le plus élevé de la chaîne de montagnes qui circonscrit la vallée de Mpouapoua, j'ai noté, à l'aide d'un baromètre Fortin, que j'ai eu la chance de transporter sans accident sur ces hauteurs, une altitude de 1237 mètres 50 c. — Cette altitude est inférieure à celle de Lonbého et de Mlali.

La fièvre, en tant que fièvre paludéenne, paraît inconnue dans cette région. Mais les angines et les rhumatismes, tant articulaires que musculaires, y sont très fréquents, et cette fréquence n'a d'autre cause que les brusques variations atmosphériques, que nous avons, du reste, vivement ressenties au premier temps de notre séjour à Mpouapoua.

La moyenne thermométrique au milieu du jour (à l'ombre et au thermomètre centigrade) y est de 27°,5; le soir, elle est de 18°; au point du jour, le thermomètre marque ordinairement 16. (Je n'ai pu noter les indications des thermomètres à maxima et à minima, ces instruments se trouvant dans des caisses que notre expédition, faute de porteurs, avait dû laisser en route à Mvoméro).

Il souffle ordinairement ici un vent froid, très-pénible, le matin, pour le fébricitant et l'anémique. C'est un vent du S. E., qui tempère la chaleur du milieu du jour.

Les nuits sont assez fraîches pour nécessiter, sous la tente, trois fortes couvertures. Au point du jour, j'ai éprouvé une sensation de froid assez vive pour sentir le besoin d'un épais vêtement de laine ou de drap.

Les indications de l'hygromètre varient entre 64° et 89°.

Les variations barométriques ne dépassent pas 1° 5°.

En prenant à Mpouapoua les précautions hygiéniques indiquées par son climat particulier, et qui ne sont guère plus compliquées que celles dont on use sous les divers climats de l'Europe, les Européens semblent pouvoir y vivre dans un état de santé satisfaisant. Le travail intellectuel, même soutenu, n'entraîne aucune fatigue à cette altitude, si tôt que l'arrivant est remis des fatigues du voyage et cesse d'être impressionné par la fièvre paludéenne contractée dans les localités insalubres qu'il vient de traverser.

Je me suis senti à Mpoùapoua assez d'aptitude au travail pour commencer la rédaction d'un vocabulaire de *Kisouahili*, que je poursuivis au cours de mon voyage, et pour me livrer à diverses observations. J'eus l'occasion d'y donner mes soins à deux habitants de l'Ougogo, atteints l'un d'irido-choroïdite syphilitique, l'autre d'une affection organique du cœur. Ce dernier expliquait, par une mimique des plus expressives, les bourdonnements et les sifflements d'oreilles dont il se disait tourmenté.

En m'entretenant, à plusieurs reprises, avec des indigènes, pour tâcher de noter la prononciation exacte d'une série de mots de leur dialecte, je me suis vite aperçu qu'ils ne peuvent résister à une tension d'esprit de quelque durée; après une conversation d'environ vingt minutes, leurs réponses à mes questions devenaient lentes, embarrassées, contradictoires et révèlaient une véritable fatigue intellectuelle.

(Je trouve dans mes notes de voyage quelques mensurations prises, à Mpouapoua, à un moment où je n'avais sous la main qu'un crâniomètre insuffisant pour mesurer exactement le diamètre vertical. Voici les seules dimensions que je pus prendre exactement :

1° Chez un adulte de l'Ougogo : diamètre antéro-postérieur 19,2 ; diam. transversal 15 ; diam. bi-temporal 12,5 ; diam. bi-zygomatique 13,7 ; (*indice céphalique* : 78).

2° Un autre habitant de la frontière de l'Ougogo, âgé

de 25 ans environ, présente: diam. antéro-post. 18,55; diam. transversal 15; diam. bi-temporal 12,7; diam. bizygomatique 12,5 (1); (*indice céphalique*; 81).

Je reçus plus tard quelques instruments de crâniométrie qui me permirent de prendre quelques mensurations céphaliques sur le chef (*Montémé*) de Mpouapoua. Ce personnage se prêta de bonne grâce à mes observations quand je lui donnai l'assurance que ces mesures devaient servir à la confection d'une coiffure (tarbouch. fez) que j'allais lui rapporter à mon prochain voyage.

Je notai les chiffres suivants:

Diamètre antéro-postérieur	18,2 c.	indice céphalique : 75,82.
» transversal	13,6 c.	
» vertical.........	12,8 c.	

C'était un adulte de taille moyenne.

Ces mensurations sont à rapprocher de celles que je pris à la même époque chez un *Zanzibarite* intelligent, âgé d'environ 25 ans, de taille moyenne, et qui me donnèrent les chiffres suivants :

Diamètre antéro-postérieur	17 c.	indice céphalique : 82.91. (2)
» transversal	14,1 c.	
» vertical	13,5 c.	

(1) J'ai le regret de ne pouvoir faire figurer dans ce travail toute une série de mensurations prises à la fin de mon voyage sur des habitants de la côte; je comptais les étudier comparativement avec des mensurations analogues prises en Egypte sur les nègres soudaniens de l'armée; j'ai perdu ces documents pendant les incendies d'Alexandrie, où je résidais en 1882.

(2) Ces 3 indices *céphaliques* sont des indices *céphalométriques* gui correspondent respectivement aux indices *crâniométriques* : 79; 73,82; 80,91. (Ce dernier appartient manifestement à un crâne *sous-brachycéphale*).

Le sujet se prêtant docilement à mon examen, j'ai pu noter pour la distance occipito-sourcilière 16,5 c. ; pour la projection crânienne postérieure 6,5 c. ; et pour la projection crânienne antérieure (18,3 c. — 6,5 c.) soit 11,8 c. —

L'indice vertical est, on le sait, l'expression du rapport entre le diamètre vertical et le diamètre antéro-postérieur.

Voici quelques indices que nous trouvons consignés dans une étude de M. Bordier (1) :

« Homme mort.........	68,9
Parisiens modernes...	72,2
Auvergnats...........	73,6
Nègres d'Afrique......	73,4
Assassins.............	73,94 »

« La dolichocéphalie de l'Homme-Mort » ajoute M. Bordier, « est évidemment cause de la petitesse de l'indice, et la brachycéphalie des Auvergnats contribue au contraire à leur donner un indice vertical élevé ; *il en est tout autrement chez les nègres d'Afrique qui, dolichocéphales, auraient un indice petit, si leur diamètre vertical n'était absolument grand* ».

Cette réflexion du savant anthropologiste donne un certain intérêt au chiffre que nous trouvons pour l'indice vertical du chef africain : c'est 70,3 ; la petitesse de l'indice correspond à une petitesse relative du diamètre ver-

(1) *Bordier : étude anthropologique sur une série de crânes d'assassins*, 1881, *p.* 21.

tical. — Pour le Zanzibarite, d'autre part, l'indice vertical est de 79.4. — On voit, par cet exemple, que de différences anthropologiques peuvent présenter les diverses tribus africaines. (Une différence aussi notable que celle que nous relevons entre les chiffres de 73,4 et 70,03 ne peut certes pas s'expliquer par le fait que nos mensurations ont été prises sur un crâne couvert des parties molles ; car cette circonstance, si elle influe sur le chiffre des deux termes du rapport considérés isolément, ne peut guère se faire sentir sur le résultat d'un rapport dont les termes subissent une augmentation qui est sensiblement la même pour l'un que pour l'autre) (1).

(1) L'étude de l'indice vertical *céphalométrique*, ne donne pas de résultats d'une valeur absolue, car, d'une part, le diamètre vertical auriculaire de la céphalométrie est plus court que le diamètre vertical de la crâniométrie, et, d'autre part, le diamètre antéro-postérieur de la tête est au contraire plus long que le diamètre antéro-postérieur du crâne. Mais, quelque approximatifs qu'ils soient, les chiffres que donne la recherche de cet indice sur le vivant n'en ont pas moins une valeur comparative réelle.

III

NOTE SUR UN CAS DE DYSSENTERIE SUIVIE DE MORT OBSERVÉ CHEZ UN VOYAGEUR EUROPÉEN DANS L'OUTATOUROU, PENDANT LA SAISON DES PLUIES.

Les détails de cette observation et des circonstances dans lesquelles elle a été faite ont été consignés par nous dans une note datée de Kouihara, 30 janvier 1879 ; l'exposé qui va suivre permet d'apprécier les conditions toutes particulières de l'observation médicale dans ces contrées, tant pour le sujet que pour l'auteur de cette observation :

« Je traversai l'Ougogo avec mon compagnon, M. le lieutenant Wautier, de l'armée belge, et une caravane de plus de 300 nègres. Nous quittâmes ce pays le 1er décembre, après y avoir été retenus près de 6 semaines par les formalités du hongo (droit de passage); dans quelques points, nous avons eu de fortes pluies et des vents d'une grande violence; j'ai noté à midi, à l'ombre, en plein air, une moyenne thermométrique de 34°.

« Nous pénétrâmes dans le Mgounda-Mkali (plaine ardente), où nous eûmes à souffrir de la chaleur et de l'insuffisance de l'eau; nous arrivâmes le 6 décembre, à 8 heures du matin, à *Pongouli*, où nous apprîmes la mort d'un voyageur anglais que nous avions vu à son passage à Mpouapoua et qui venait d'être attaqué et tué, à *Tchaïa*(1), par une bande de pillards qui occupait la route. — Nos porteurs, atterrés, envisageaient avec effroi l'éventualité d'un combat et parlaient de déserter et de nous laisser seuls avec toutes nos caisses et nos marchandises d'échange); nous n'avions aucun secours, aucun renfort à espérer; les vivres étaient rares à Pongouli, petit village n'ayant qu'un tembé (2) et une trentaine d'habitants; nous commençions à craindre le manque d'eau; nous n'avions d'autre parti à prendre que de quitter la route habituelle et de faire un détour vers le Nord; aussi partîmes-nous le 7, à marche forcée, dans la direction de l'Outatourou.

« Une pluie abondante survint à la fin de notre marche (4 heures), à travers une épaisse forêt où nous campâmes pour passer la nuit. — Le 8, une marche de 2 heures nous conduisit au premier tembé de l'Outatourou; nous dûmes nous remettre en route l'après-midi et nous arrivâmes, après quatre heures de marche, au chef-lieu du pays. Ce fut un pénible voyage: le sol était détrempé, et les sentiers, boueux, étaient interrompus çà et là par de larges flaques d'eau.

« Nous prîmes, le 9, un repos forcé, la journée se passant à discuter le droit de passage; nous eûmes, toute l'après-midi, une pluie torrentielle; elle nous délivra d'une crainte sérieuse pour la suite, en nous montrant que nous entrions décidément dans la saison pluvieuse.

(1) Tchaïa est situé à 2 jours de marche au-delà de Pongouli.
(2) Maison.

« Depuis deux jours, mon compagnon souffre de la *diarrhée*. (M. Wautier était âgé de 35 ans environ; robuste, ayant fait la campagne du Mexique; tempérament nerveux).

« Le 10, nous nous mettons en marche vers 6 h. 1/2, traversant une forêt épaisse qui s'éclaircit au bout d'environ 2 heures ; nous continuons à marcher jusqu'à midi à travers une longue plaine dont les palmiers offrent à nos Ouanyamouésis une nourriture qui, à défaut d'autre, les attire au point de les faire grimper au haut des palmiers pour en abattre et en manger les fruits.

« A la *diarrhée simple* dont est atteint mon compagnon, succède la *dyssenterie.*

« C'est la 3e fois qu'il est frappé de cette dernière maladie; il l'a été, d'abord à Mvoméro, pendant que j'étais à Mpouapoua, où il m'a écrit que sa dyssenterie n'avait duré que 3 jours, cédant au traitement que je leur avais indiqué dans une note au moment de notre séparation : puis dans l'Ougogo, à Hécassy, où la maladie dura 4 jours, sans vives douleurs, sans complications d'aucune sorte, grâce à un régime sévère et à un traitement des plus simples : eau de riz et médication à base d'opium et d'ipéca.

« Mon compagnon se rassura plus que de raison en voyant sa dyssenterie s'amender aussi aisément; après quelques jours de convalescence, il cessa d'observer la prudence indiquée par son état. Je lui recommandai avec instances de surveiller sévèrement son régime, lui faisait observer que, d'après lui-même, la 2e attaque avait été plus violente que la première, et lui laissant entendre que la 3e pouvait l'être plus encore. Malheureusement, je n'avais aucune influence sur son esprit; la dernière fois que je lui donnai ces conseils à Pongouli, M. Wautier me reprocha, en souriant, d'être trop pessimiste, disant que, si la dyssenterie reparaissait, ce ne serait guère avant notre arrivée à Hitoura, où nous nous arrêterions une huitaine de jours; que là il se soignerait convenablement et que je pourrais l'y guérir en 3 ou 4 jours, comme à Hécassy. Je déplorais cette excessive sécurité, dont notre situation critique compliquait encore le danger.

« Dans l'après-midi, M. Wautier, se sentant trop fatigué, renonça à l'idée de remettre la caravane en marche et donna l'ordre de camper.

« Le 11, M. Wautier se fit porter sur un hamac et partit une heure avant la caravane, escorté par 10 Zanzibarites, me laissant le soin de mettre la caravane en mouvement. La nécessité de veiller à l'enlèvement de toutes les charges et de presser le départ des retardataires me retint quelque temps à l'arrière-garde et je ne me mis en route qu'à 7 heures. Je rejoignis mon compagnon, me partageant entre lui et l'arrière-garde, et veillant, à chaque arrêt, à ce qu'il fût transporté avec le moins de secousses possible.

« Nous nous arrêtâmes à 10 *heures* 1/2.

« Nous nous remîmes en route à 2 *heures* de l'après-midi, et notre caravane, pressée par le manque de vivres, marcha, sans s'arrêter, jusqu'à 7 h. 1/2 du soir.

« Nous étions toujours en pleine forêt. Ce fut une pénible journée pour le malade qui regretta de ne pas avoir fait la veille une partie de cette longue étape.

« Je le trouvai très-affaibli : les selles se succédaient

abondantes et à de courts intervalles ; néanmoins il passa une nuit assez bonne.

« Le ciel resta nuageux toute la journée; cette circonstance tempéra la chaleur et rendit la marche plus supportable ; il plut quelques heures dans l'après-midi.

« Le 12. M. Wautier laissa la caravane, qui criait famine, partir pour Hékongou, où les vivres étaient en abondance, sous la conduite du drogman.

« Je restai campé dans la forêt avec le malade et 15 porteurs. Une pluie torrentielle tomba toute la matinée.

« Le 13 l'état du malade est amélioré. — Nous partons vers 7 heures, voyageant toujours en pleine forêt; le sol est couvert de traces d'éléphants et de buffles ; je vois çà et là des ossements de ces animaux.

« Le malade est toujours porté; nous cheminons lentement, nour arrêtant souvent. A 10 heures, nous campons à proxité d'un ruisseau ; nous y rencontrons les messagers qui nous apportent, bien à propos, des vivres d'Hékongou.

Le 14, l'amélioration s'est maintenue chez mon compagnon.

« Après une marche de 4 heures à travers un terrain très-boisé et par des sentiers boueux et glissants, ma petite caravane arrive sans accident à Hékongou.

« Toutes les pièces des habitations y sont obscures et sans ventilation ; elles exhalent une odeur fétide, qui me suffoque aux premiers pas, et elles fourmillent d'insectes insupportables. Ne trouvant aucun abri suffisamment aéré et ne pouvant laisser le malade sous la tente, je fis immédiatement construire une petite case en paille ; elle fut de beaucoup moins humide, et plus fraîche, pour mon compagnon.

« Le 14, le 15 et le 16 furent pour lui des journées assez bonnes ; il prit une légère nourriture et observa ponctuellement le traitement : eau de riz, ipéca, potion laudanisée.

« Le 16, il se sentit assez bien pour sortir de sa case et venir un moment dans ma tente. Il était très-calme ; les selles étaient toujours abondantes, mais avaient perdu leur caractère sanguinolent.

« Quelques circonstances, parmi les antécédents du malade, me faisaient craindre l'apparition de symptômes nerveux graves.—Une surdité dont il s'était plaint, d'un côté, à Zanzibar, était devenue presque complète ; depuis quelques mois, l'autre oreille était atteinte ; en l'absence de tout symptôme de catarrhe du côté du conduit auditif et de la trompe, j'inclinais à y voir la manifestation d'une cause générale ayant amené une semi-paralysie des nerfs auditifs. Je dus tenir compte de cette circonstance et de la disposition morbide spéciale qu'elle indiquait. J'écartai heureusement toute complication du côté des centres nerveux ; la fièvre ne parut pas non plus, pour autant que je pus en juger sans l'application du thermomètre, à laquelle je dus renoncer devant l'inquiétude qu'elle inspirait au malade qui y voyait l'indice d'une aggravation de son état.

« Le malade ne m'a paru souffrir réellement que pendant la nuit du 18 au 19 ; il eut, vers deux heures, une syncope; il s'éteignit vers 5 heures, au moment où je lui préparais quelques morceaux de sucre imbibés de quelques gouttes de laudanum pour alléger ses souffrances et lui procurer quelque sommeil. Ses dernières paroles furent pour me dire : Ah ! docteur, si je pouvais dormir ! — Il a gardé pleine connaissance jusqu'au dernier moment, mais sans avoir conscience de son état, car il ne m'a exprimé aucun vœu, aucune recommandation.

« La mort de mon infortuné compatriote me laissait la responsabilité de la direction d'une caravane d'environ 350 hommes. J'étais moi-même dans un état de santé assez précaire, à la suite des fatigues des dernières étapes et des dernières nuits passées sans sommeil.

« J'ordonnai immédiatement à la caravane d'aller camper à l'autre extrémité d'Hékongou, à l'entrée de la route d'Ouyoui ; j'avais dû lui cacher la triste nouvelle, de crainte de l'alarmer davantage, le bruit s'étant déjà répandu parmi elle que le malade était atteint de la petite vérole.

« Il faut savoir que la variole est un fléau pour l'Afrique intérieure, et que son apparition, bientôt suivie de dépopulation, est redoutée comme le plus grand malheur que puisse atteindre ces contrées ; les nègres abandonnent leurs malades, en laissant auprès d'eux une cruche d'eau. Malheur au voyageur dont le passage coïncide avec l'explosion épidémique ! ce n'est qu'en s'éloignant au plus vite qu'il échappera aux accusations de sorcellerie et à leurs conséquences possibles.

« Pour prévenir tout incident fâcheux, je fis demander au chef du village d'envoyer deux notables constater que le défunt ne portait aucune trace de variole, ce qui fut fait. — Je m'occupai ensuite de choisir un emplacement pour la tombe de mon malheureux compagnon, et je veillai à lui rendre les derniers devoirs de manière à inculquer, si possible, aux indigènes, quelque idée du respect que nous avons pour nos morts ; je fis promettre à leur chef d'indiquer l'emplacement funéraire aux Européens qui pourraient dans la suite traverser le pays. (1)

« Cette triste cérémonie terminée, je regagnai mon camp par une pluie battante ; brisé par les émotions de cette journée, je fus pris, la nuit même, d'une fièvre violente, dont je souffris pendant plusieurs jours. Une pluie abondante tomba pendant le reste de mon séjour à Hékongou. Le 25 décembre, quoique affaibli par la fièvre, je me remis en route, dans la direction d'Ouyouï ; j'eus une syncope au moment du départ ; mais ce fut le seul incident de l'étape. — Du 25 au 29, je cheminai constamment dans un terrain boisé çà et là, un peu accidenté, et tout-à-fait désert ; il était couvert sur une grande étendue de véritables lagunes où j'avais de l'eau jusqu'à mi-jambes. Je passai, le 27, une grande rivière, large de 70 mètres environ, c'est la Koualé.

« Mes forces ne faiblirent pas pendant ce pénible voyage, où je ne fus soutenu, je pense, que par l'excitation nerveuse dans laquelle je vivais depuis mon départ de Pongouli. — J'arrivai enfin à *Ouyoui*, le 29. J'y fus repris de la fièvre ; quelques doses de sulfate de quinine m'en débarrassèrent... pour le moment, et je sentis mes forces revenir après quelques jours d'un repos bien nécessaire (2). »

(1) Une croix surmontant les initiales de mon compagnon fut gravée sur le baobab au pied duquel il fut enterré.

(2) Mes préoccupations ne prirent fin que le 6 janvier, date à laquelle M. le lieutenant Cambier, chef de notre expédition, arriva d'Ourambo,

(où il se trouvait depuis quelques temps, s'étant séparé de nous à Mpouapoua pour prendre les devants); je pus alors lui remettre la direction de la caravane et rentrer dans mes attributions scientifiques : attributions que les conditions des voyages africains viennent souvent élargir et compliquer singulièrement, comme on peut en juger par les quelques détails que nous avons incidemment relatés dans ce travail.

IV

OBSERVATIONS D'ANTHROPOLOGIE RECUEILLIES DANS L'OUNYAMOUÉSI.

Les mensurations dont le tableau suit, ont été prises sur dix crânes d'habitants de cette contrée, soldats de Nyouogou, morts en 1875, dans une de ces guerres qui éclatent si fréquemment entre les diverses tribus de l'Ounyamouési ; (ces crânes n'ont pas été choisis, mais pris au hasard parmi ceux qui ornaient l'entrée du village de Kouikourou, où résident le Chef du pays et le gouverneur Arabe délégué par le Sultan de Zanzibar).

Ce n'est pas sans difficulté que j'arrivai à pouvoir examiner de près les crânes dont il s'agit.

La superstition des Ouanyamouésis est grande, et ils ne tardent guère à taxer de sorcellerie tout acte dont ils ne s'expliquent pas la raison, et qui s'éloigne des habitudes de leur pays. Le mot sinistre de *mganga* (sorcier) vient alors sur leurs lèvres, et à leur défiance vis-à-vis de l'étranger, ne succède que trop souvent une hostilité déclarée.

Pour atténuer aux yeux du chef de Kouikourou l'étrangeté de ma demande, je lui manifestai simplement le désir de voir les ossements des bêtes fauves tuées par ses chasseurs ; ces ossements sont ordinairement réunis comme un trophée près de l'habitation des chefs de l'Ounyamouési. J'examinai et je mesurai, avec un intérêt apparent, des os d'hyène, de léopard, de buffle, de lion ; à une deuxième visite, je demandai à voir les crânes humains, et ce n'est qu'à la troisième visite que je commençai à les mesurer, en affectant l'air le plus indifférent du monde.

J'ai pris ces mensurations en plein soleil, accroupi dans les hautes herbes qui sont à l'entrée de Kouikourou, entouré de quelques centaines d'habitants et surtout de femmes et d'enfants, tous curieux de voir ce qu'allait faire le sorcier européen « *Mganga oulaya.* »

Suivant leurs habitudes, ces Ouanyamouésis disaient que j'allais me livrer à la confection de quelque *dawa* (ce mot veut dire à la fois : *médecine, charme*, *sortilège*). Je tâchai d'écarter cette interprétation fâcheuse en leur donnant quelques explications à leur portée. Ils me parurent les saisir, car, craignant, au milieu du brouhaha de cette foule, de m'être trompé en inscrivant mes chiffres, et ayant recommencé quelques mensurations, je les entendis faire la remarque que je prenais exactement mes mesures : *amé andika kouelli*, *il écrit vrai !* disaient-ils, en se regardant les uns les autres d'un air pensif. (*Les conditions bien imparfaites où je me trouvais ne m'ont pas permis de réaliser un plan vertical ni de pratiquer le procédé de la double équerre*). Je n'ai pu prendre plusieurs mensurations importantes ; je me suis borné à en pratiquer le plus possible, avec toute la rigueur et la précision désirables, en consacrant, d'ailleurs, plusieurs séances à ce travail (1).

(1) Le tableau suivant a été communiqué, à l'époque, à la Société d'anthropologie de Paris par M. de Quatrefages, membre du Comité de l'Association internationale africaine.

TABLEAU DES MESURES CRANIENNES

DIAMÈTRES	CRANES 1	2	3	4	5	6	7	8	9	10
	mm	mm	mm	mm	mm	mm	mm	mm	mm	mm
Antéro postérieurs : maximum	17,8	16,8	18,8	18	18	17,9	17,4	17,6	18,1	18,4
» » iniaque	17,8	17	18,8	17,8	17,8	17,4	17,4	17,4	17,8	18,4
Transverses : parietal maximum	13,2	13,8	12,4	12,6	13,2	13,2	13,2	13,6	13,4	13,3
» temporal maximum	12,8	13,4	12,2	12,8	12,4	12,6	12,8	13,4	13,2	11,7
» bi-auriculaire	11,4	11	11,6	10,8	11,4	10,8	11,4	11,8	11,8	10,8
frontal minimum	9,4	10,6	10	9,6	9,4	10.2	10	10	9,6	8,4
Courbes : occipito-frontale totale	28	26	27	26,5	28	31	29	28	29,5	28,5
» sa partie antérieure	13,5	14,5	12	11	11,5	11,5	14	10,5	11	10,5
» horizontale totale	50	52	51	50	51	50,5	50	53	51,5	50
» sa partie antérieure	26	23	23	24	27	21	23	22	23	21
» transversale bi-auriculaire	20	31	29	27,5	28	30	20	29,5	29,5	29
Cordes auriculaires : Corde iniaque	10,6	10,2	11,4	10,4	9,2	10	10,8	9,6	9,6	9,6
» » » bregmatique	12	12,6	12,4	11,6	11,4	12,6	12,4	11,8	12,4	12
» » » sus-nasale	10,2	10,4	10,7	10,8	10,8	10,2	10,6	10,8	11	10
» » » sous-mentale	—	12,4	—	—	12,2	—	12,3	—	—	11,6
Distance du point sous-nasal : au point alvéolaire	—	—	—	—	1,6	1,8	2,2	2,2	2,5	2,2
» » » » » au bord des incisives	—	2	1,9	1,6	2,7	—	3,4	—	3,5	3,1
» » » » » au point sous-mental	—	7,3	—	—	6,8	—	7,5	—	—	7,1
» » » » » à la racine du nez	—	5,1	5	4,6	4,8	4,5	4,7	4,4	4,9	4,2
» » » » » au point sus-nasal	—	6,6	6,3	6,5	6,4	5,4	6,4	6,2	7	5,7
» transversale : des deux arcades sygomatiques	12,6	13,4	12,6	12,8	13,1	12,4	13,4	12,6	13,4	10,8
» » des deux angles de la mâchoire infér	—	10,2	—	—	8,4	—	9,1	—	—	8
» du point sous mental à l'angle de la mâchoire	—	9	—	—	8,4	—	8,4	—	—	8,1
» de la racine du nez à l'angle de la mâchoire	—	12,4	—	—	12,1	—	12,5	—	—	11,7
Trou occipital : diam. antéro-post. maximum	3.3	3,2	3,5	3,2	—	3,4	2,9	3,6	3,6	3,4
» » » transvers. post. maximum	2,7	3,2	2,8	2,9	—	2,6	2,4	3,1	2,9	2,9
» » distance de son bord post. à la protubérance occipit.	8,5	6,8	8,4	6,4	5	5,6	5,7	4,8	5,1	6,3
» » » » » » ant. à l'épine nasale antér.	8,8	10,1	9	9,4	9,6	9,2	9,8	9,2	9,4	9,3
» » » » » » à l'épine palatine	—	4,8	—	—	—	—	—	—	—	—
Voûte palatine : longueur maxima	—	5,3	5,5	5	5,3	5,6	6,1	5,7	5,1	5,3
» » largeur maxima	—	4	3,8	3,4	3,8	3,2	3	2,9	3,7	3,4

REMARQUES

Crâne N° 1. Les dents sont conservées et saines. Les incisives sont très légèrement obliques. La suture bi-pariétale est ossifiée dans toute sa longueur, sauf sur une étendue de 15 millim. à son extrémité postérieure.

Crâne N° 2. Le maxillaire inférieur est resté articulé au crâne. Quelques lambeaux de peau sont encore adhérents au crâne. Les dents sont toutes conservées et saines. Les incisives sont verticales. La suture bi-pariétale est ossifiée dans toute son étendue.

Crâne N° 3. Dents conservées et saines. Incisives légèrement obliques. Courbe antéro-postér. très prononcée et crâne fortement allongé.

Crâne N° 4. La suture bi-pariétale est tout-à-fait ossifiée — Dents saines. Incisives verticales.

Crâne N° 5. Maxillaire inférieur conservé. 5 dents absentes en haut et 2 en bas. Dents verticales. Suture bi-pariétale extrêmement ossifiée. L'occipital est presque plat et se rapproche du plan horizontal. L'ensemble du crâne est comme aplati.

Crâne N° 6. Dents incisives un peu obliques. La suture bi-pariétale est déjetée de gauche à droite à son extrémité postérieure et va aboutir à une protubérance très prononcée située à l'extrémité supérieure et externe de l'occipital, à 2 c. 5 m. de la ligne médiane. Les apophyses mastoïdes sont énormes. — Les incisives médianes manquent.

Crâne N° 7. Le maxillaire inférieur est resté articulé. Fort prognathisme. Grand développement des bosses pariétales. Les dents sont toutes conservées sauf 2 incisives médianes inférieures. Incisives un peu obliques.

Crâne N° 8. Incisives médianes sup. absentes.

Crâne N° 9. Incisives médianes très obliques. Quelques lambeaux de peau adhérents. Protubérance occipitale énorme. Arcades sourcillières très proéminentes.

Crâne N° 10. Dents toutes conservées. Incisives très obliques Maxillaire inférieur conservé. Prognathisme très accusé. Bosses pariétales énormes.

Nous n'avons point l'intention d'interpréter ici longuement les chiffres susmentionnés; les déductions à en tirer, à un point de vue comparatif, pourraient, à elles seules, faire l'objet d'un travail étendu. Il suffit de parcourir ces tableaux pour apprécier immédiatement que, d'une manière générale, le cerveau correspondant à ces mesures n'est pas frontal et est pariéto-occipital. Quant à la *courbe horizontale totale*, on remarquera qu'elle oscille entre 50 et 53. Il peut y avoir quelque intérêt à rapprocher ces chiffres de celui qu'indique M. Bordier pour la circonférence horizontale moyenne chez les assassins dont il a étudié les caractères crâniologiques ; il est de 52, 29 et ne laisse inscrire au-dessus de lui que la mesure de la circonférence horizontale à solutré et dans la caverne de l'Homme-Mort : « cette série d'assassins, ajoute le savant anthropologiste, a le crâne plus volumineux que toutes les séries qui lui sont comparées et nous reporte, pour trouver des analogues, jusqu'à l'époque préhistorique » (1) « *plus d'un, à l'époque préhistorique, eût été un chef respecté de sa tribu.* » (1).

L'*indice frontal*, qui exprime le rapport entre le diamètre frontal minimum et le diamètre transverse maximum, est, dans la série des dix crânes de nègres qui nous occupe, de 61 ; rappelons, à ce propos, le chiffre donné par M. Bordier pour l'indice frontal chez les Parisiens : c'est 68 ; pour les Bas-Bretons, c'est 67-6, et c'est 66-6 pour les Auvergnats (2). —

Les mensurations crâniennes dont le tableau figure ci-dessus, ainsi que la note et les remarques qui l'accompagnaient, ont donné lieu, à la Société d'anthropologie de Berlin à quelques considérations de la part de M. Virchow ; les rapports de la Société (3) contiennent à cet égard une note dont voici la traduction : « M. Virchow remercie M. Nachtigal et la Société africaine pour les intéressants matériaux qu'ils ont communiqués et qui ont été recueillis dans des circonstances si difficiles, et il fait à ce sujet les remarques suivantes :

« Les crânes étudiés par M. Dutrieux sont, selon toute

(1) La courbe horizontale totale de l'Homme-Mort est de 52-57. Voir Bordier ; *Etude anthropologique sur une série de crânes d'assassins*, p. 9, 25, 27.

(2) C'est par une induction tirée de l'anthropologie que les missionnaires établis en Afrique ont compris que ce serait peine perdue de vouloir instruire le nègre adulte ; c'est à l'enfance qu'ils s'adressent et c'est une génération nouvelle qu'ils veulent former. Telle est du moins la pensée que m'ont exprimée ceux que j'ai vus à l'œuvre, au cours de mon voyage.

(1) Verhandlungen der Berliner Gesellschaft für anthropologie, ethnologie und Urgerschichte Von R. Virchow, 1880.

vraisemblance, des crânes de nègres. M. Nachtigal l'admet aussi ; Nyoungou était un capitaine de brigands au service de Mirambo et un féroce ennemi des arabes. D'après lui on doit pouvoir aussi interpréter dans ce sens les mesures faites. Malheureusement, elles n'ont que peu de rapports avec nos méthodes allemandes et la face est presque complètement laissée de côté. Je me bornerai donc aujourd'hui à donner quelques-unes de ces mesures. Selon notre manière habituelle de procéder, je prends la plus grande longueur, qu'elle soit iniaque ou non, et de même la plus grande largeur, qu'elle soit pariétale ou temporale indifféremment. Comme hauteur, il ne reste plus que la corde auriculaire bregmatique qui représente environ la mesure que je désigne sous le nom de hauteur de l'oreille (hauteur auriculaire). Avec ces données, j'ai pu dresser le tableau des hauteurs longitudinales et des hauteurs d'oreille qui donnent des chiffres suffisants pour une comparaison approximative :

			Hauteur longitudinale	Hauteur d'oreille
Crânes	N°	I.	74,2	67,4
»	»	II.	81,2	74,1
»	»	III.	66,0	66,0
»	»	IV.	71,1	64,4
»	»	V.	73,3	63,3
»	»	VI.	73,7	70,4
»	»	VII.	75,9	71,3
»	»	VIII.	77,3	67,0
»	»	IX.	74,0	68,5
»	»	X.	73,5	66,3
		Moyenne	74,0	67,9

« On voit qu'il s'agit, en général, d'une race dolichocéphale, et il est du moins vraisemblable que leurs crânes avaient une hauteur plus considérable, bien que cette dernière relation ne puisse être examinée avec sûreté, avant que la méthode de mesurer de M. Dutrieux ne soit plus parfaitement connue.

« Parmi cette rangée de dolichocéphales, le crâne n° 3 se fait remarquer comme exceptionnellement étroit ; M. Dutrieux dit d'ailleurs, lui-même, au sujet de ce crâne, qu'il est fortement allongé. En tout cas, il y a là une relation très-extraordinaire, et telle que nous n'en connaissons que pour les crânes avec synostose sagittale prématurée.

« C'est exactement le contraire pour le crâne n° 2 qui est brachycéphale. Pour ce crâne, il est à croire que la suture sagittale a été ossifiée dans toute son étendue ; en tout cas, cela ne peut être arrivé que par suite d'une ossification tardive. Nous ne nous prononcerons pas sur la question de savoir si le diamètre en largeur n'a pas été tant soit peu exagéré par la présence des chairs desséchées qui restaient en partie attachées au crâne. En outre le diamètre iniaque ne mesurait que 17,0 centimètres. C'était, par conséquent, un diamètre tout particulièrement court. Il nous faudra par conséquent ranger ce crâne dans le petit nombre des crânes de nègres brachycéphales que nous connaissons. » —

La méthode que nous avons suivie dans nos mensurations n'est autre que celle qu'a recommandée le savant et regretté Broca, et nous nous sommes scrupuleusement conformé, à cet égard, aux *Instructions publiées par la Société d'anthropologie de Paris*, qui, à notre demande personnelle, a bien voulu, à l'époque, nous faire parvenir en Afrique des cahiers d'observations qui nous ont permis de noter, dans le plus grand ordre, toute une série de mensurations, y compris des mensurations faciales d'une certaine importance.

En ce qui concerne le crâne n° 2, nous avons eu naturellement soin d'enlever par le grattage les quelques lambeaux de chairs desséchés, dans les rares points où, par leur situation, ils pouvaient empêcher des mensurations rigoureusement exactes.

Pour le crâne n° 3, une particularité, du genre de celle que le savant allemand suppose avoir existé du côté des sutures, aurait, sans aucun doute, fixé notre attention suffisamment pour que nous en mentionnions l'existence dans nos remarques.

L'*indice céphalique* — qui sert à établir la distinction entre les *dolichocéphales* et les *brachycéphales* — est le rapport du diamètre transverse maximum au diamètre antéro-postérieur maximum.

Pour le crâne n° 2, cet indice est de 81 ;

Pour le crâne n° 3, il est de *65, 95* ;

Pour les crânes n°s 1, 4, 5, 6, 7, 8, 9, 10, nous trouvons respectivement les chiffres de 74, 71, 72, 73, 75, 71, 74, 73.

D'où il résulte que ces 8 derniers crânes appartiennent au groupe des *dolichocéphales vrais* ; que le crâne n° 3 est *fortement dolichocéphale*, et que le crâne n° 2 peut être rangé parmi les *brachycéphales*, dans le groupe des *sous brachycéphales*. — Ces chiffres sont instructifs, car il suffit de les mettre en regard pour reconnaître, *dans cette série de* 10 *crânes pris au hasard, trois types absolument distincts* ; c'est ainsi que la crâniométrie vient nous apporter une preuve mathématique de la pluralité des races noires et nous faire toucher du doigt de notables différences entre des tribus africaines voisines l'une de l'autre. Cette vérité anthropologique a été, d'ailleurs, nettement formulée par Broca, quand cet illustre savant a écrit « C'est à tort qu'on a cru pendant longtemps à l'existence d'une seule race éthiopienne, car il y a, en Ethiopie, des *races nombreuses qui diffèrent plus entre elles que ne diffèrent les races caucasiques.* »

(L'impossibilité où nous nous sommes trouvé de mesurer exactement le diamètre vertical nous a naturellement empêché de déterminer l'indice vertical des 10 crânes en question).

V

OBSERVATIONS D'ETHNOLOGIE SUR LES AFRICAINS ORIENTAUX

Il ne faut pas se figurer tous les Africains d'après le type banal du nègre que font connaître les descriptions classiques. Il y a plusieurs races africaines, et il en est qui diffèrent plus entre elles que ne diffèrent les races caucasiques.

C'est ainsi que les *Ouahombas* se rattachent au type si pur et si beau des *Somalis* de la côte du golfe d'Aden. Ils s'éloignent autant du type du nègre proprement dit que les *Ouatousis*. Ces derniers constituaient autrefois un peuple puissant qui occupait un immense territoire près du lac Oukéréwé ; ce n'est plus qu'une tribu de pasteurs dispersée dans l'Ounyamouési

Les *Ouatousis* ont le cou long et mince, tandis que celui des nègres proprement dits est court et gros. Ils sont grands, bien faits, et ont la figure expressive; ils ont le front élevé; leur nez, peu écrasé, rappelle le profil sémitique ; leurs lèvres sont peu épaisses. et leurs joues, peu saillantes. C'est, selon toute apparence, un rameau détaché des Ormas qui, après avoir colonisé tout le sud du Choa, se sont répandus sur la côte orientale et le centre de l'Afrique.

Les femmes Ouatousis ont l'air éveillé, la physionomie intelligente, et l'on peut, sans offenser nos idées sur l'esthétique, trouver l'ensemble de leurs traits agréable, malgré cette couleur foncée de la peau, à laquelle s'habitue rapidement, d'ailleurs, l'œil de l'observateur européen. Ainsi les peuples primitifs, autochtones, de l'Afrique semblent avoir été refoulés, dispersés par les tribus immigrantes dont le type s'est modifié par le croisement, mais dont on peut suivre la parenté anthropologique par les ressemblances physiques.

Ce serait une grave erreur de croire que les voyageurs Européens inspirent aux Africains orientaux une terreur superstitieuse, un respect sans bornes, et que nous passons à leurs yeux pour des êtres extraordinaires. Depuis qu'ils ont vu des blancs mourir de maladies ou d'accidents, ils les regardent comme de simples mortels; et, depuis qu'ils nous savent mortels, nous avons singulièrement baissé dans leur estime. Ils n'apprécient guère notre supériorité morale ; ils nous reconnaissent une supériorité palpable : celle de pouvoir fabriquer des étoffes et des fusils. Encore la plupart des tribus ne se font-elles aucune idée de la somme de labeurs que représente la moindre pièce de cotonnade; il en est même qui pensent que c'est par l'effet d'un charme, et sans le moindre travail physique ou mécanique, que nous pouvons nous procurer ces étoffes qui excitent tant leur cupidité.

Les Africains orientaux nous attribuent généralement le don de sorcellerie. Cette circonstance, soit dit en passant, rend assez difficiles toutes les investigations scientifiques, surtout celles relatives à l'ethnologie et à l'anthropologie. Toute question dont ils ne saisissent pas le sens les met en défiance contre l'explorateur dont ils prennent ordinairement les instruments pour des engins de maléfice. Ils ne s'expliquent pas trop d'ailleurs dans quel but les voyageurs Européens parcourent leur contrée; le but réel de notre apparition parmi eux leur échappe; à chaque instant ils posent à l'Européen des pourquoi assez embarrassants, car ils ont l'esprit trop fermé aux idées abstraites et le langage trop pauvre pour trouver dans nos réponses une explication satisfaisante. Aussi ont-ils à notre égard les idées les plus curieuses. Les uns supposent que les blancs voyagent en Afrique pour mener une vie plantureuse, car ils pensent que notre idéal est de manger beaucoup de viande de bœuf. Les autres prennent les Européens pour des marchands d'étoffes désireux de les échanger plus loin contre de l'ivoire; et, comme les blancs ne se livrent pas au commerce et qu'on les voit passer avec force marchandises et revenir, non-seulement sans ivoire, mais presque sans étoffes, les indigènes ont conçu l'opinion que les Européens — y compris les voyageurs scientifiques — ont moins d'aptitudes commerciales que les Arabes. D'autres avouent ne pas comprendre pourquoi nous allons aussi loin nous exposer à tant de fatigues et de dangers. « Est-ce pour voir du pays? disent-ils au voyageur ahuri; n'y a-t-il donc chez vous ni bœufs, ni montagnes, ni rivières? »

Un point excite particulièrement leur curiosité. Ils nous demandent toujours où sont nos femmes — car ils ne supposent pas que nous puissions n'en avoir qu'une, ou ne pas en avoir du tout — et pourquoi nous voyageons sans elles ; leur absence dépasse l'entendement de l'Africain qui se livre à cet égard à des commentaires qui ne laissent pas que d'embarrasser le voyageur Européen.

Les sentiments dominants chez les Africains orientaux sont la peur et l'intérêt. Ils ne sont guère vindicatifs. Ils s'inclinent devant la force quand elle leur parait irrésistible. Quand à notre humanité, notre prudence et notre douceur, ils la taxent volontiers de faiblesse, de crainte et d'impuissance.

Ils nous jugent en effet d'après eux, de même, il est vrai, que nous commettons l'erreur de les juger d'après nous.

Les présents que nous leur faisons, loin d'exciter leur reconnaissance, ne font le plus souvent qu'exciter leur orgueil et qu'allumer leur cupidité.

Ce que quelques-uns d'entre eux ont vu, ou ouï dire, à la côte, leur a fait attribuer aux blancs une grande puissance sur mer ; mais ils n'ont aucune idée de notre supériorité sur terre ; l'Europe et la force de ses armées leur sont complètement inconnues ; ils disent avoir sur les blancs un avantage — car ils vont pieds nus — celui de pouvoir courir, ce que nous ne pouvons faire, disent-ils, avec nos souliers.

La plaie de l'Afrique orientale, c'est la croyance à la sorcellerie. Les diverses tribus y croient toutes à un degré différent, et cette croyance entraîne de nombreuses hécatombes de victimes, surtout de femmes. Dans l'*Ouségouha*, à quelques jours de marche de la côte, j'ai vu, pendus à des arbres, les restes de deux femmes brûlées comme coupables d'avoir jeté un sort à l'un des notables de la tribu. Ce sont les *mgangas* (devins) qu'on consulte dans toutes les affaires graves, en cas de maladie, de guerre, de sécheresse. Ce sont eux qui jouent le rôle de médecins; malgré leur charlatanisme, beaucoup d'entre eux paraissent disposer d'excellents remèdes végétaux; malheureusement le voyageur Européen leur inspire trop de défiance pour pouvoir pénétrer les secrets de leur thérapeutique. J'ai appris dans l'*Oukimbou*, qu'un *mganga* y pratique, pour préserver de la petite vérole, l'inoculation d'un pus varioleux, auquel il mélange une poudre végétale sur laquelle je n'ai pu recueillir la moindre indication. Au dire des gens de la contrée, tous ceux qui avaient subi cette inoculation avaient été épargnés par les dernières épidémies de variole.

Certains chefs de l'*Ounyamouési*, malgré les relations qu'ils entretiennent avec la Côte, sont très superstitieux, et passent eux-mêmes, aux yeux de leurs sujets, pour être protégés par un *dawa*, comme ils disent, qui leur permet de deviner les pensées et de déjouer les projets de leurs ennemis. Les Ouanyamouésis croient d'ailleurs, que certains charmes les rendent invulnérables et s'en munissent avant de partir en guerre. Beaucoup attribuent aux blancs le pouvoir de leur jeter quelque sortilége, et viennent parfois leur demander de faire disparaître par un charme quelconque tel ou tel chef voisin: c'est là une source de tribulations pour les voyageurs, surtout pour les voyageurs scientifiques.

Suivant les circonstances de leurs voyages, les Ouanyamouésis sont très-sobres ou très-gourmands; leur tube digestif semble doué d'une élasticité merveilleuse:

j'en ai vu faire deux jours de marche forcée sans manger; mais j'en ai vu aussi mourir d'indigestion. Les indigènes ont une expression pittoresque pour désigner ce genre de mort : « *ils ont éclaté* ».

Les Ouanyamouésis sont de grands fumeurs de hachisch (banghi). Beaucoup d'entre eux portent les stigmates de la syphilis secondaire. Sans prétendre trancher la question d'origine de la syphilis en Afrique, j'incline à penser que ce peuple l'a contractée dès ses premiers voyages à la côte.

Au delà de l'Ounyamouési, elle semble avoir été introduite par les traitants arabes, et surtout par leurs esclaves dont les mœurs dissolues sont notoires.

Les *Ouagogos* sont moins enclins à la sorcellerie que les Ouanyamouésis. Ils aiment leurs enfants et ont une idée assez élevée de la famille (1). On retrouve toutefois chez eux, à certaines fêtes, des traces du mariage en commun.

Ils ont une peur étonnante des ténèbres; quand le soleil descend à l'horizon, rien n'est plus curieux que de les voir courir, effarés, pour rentrer dans leurs cases avant l'obscurité.

Les caravanes sont souvent attaquées dans l'Ougogo par les *Ouahombas*, tribu pillarde venant du Nord et qui a quelques villages à la limite nord de l'Ougogo central.

Tandis que, généralement, les Africains Orientaux ne tuent que pour piller, les *Ouahombas*, eux, paraissent

(1) Il n'en est guère de même des Ouanyamouésis. Près de la côte, il m'est arrivé d'en voir un chercher à vendre son propre fils!

tuer pour le plaisir de tuer. C'est pour eux un titre de gloire, et le nombre de leurs assassinats se compte à leurs bras par le nombre de bracelets ; autant de meurtres, autant d'anneaux. Tout habitant de cette tribu se croit deshonoré s'il est sans bracelet, et les jeunes Ouahombas aspirent à en acquérir un avec autant d'impatience qu'en témoignaient les jeunes Romains avant d'avoir atteint l'âge de la robe virile (1).

Les Ouahombas sont très-maigres ; ils ont le cou très-mince, le crâne très-allongé les incisives très-longues et l'angle de la mâchoire très-obtus. Ils ont quelque chose de fier et de hardi dans la physionomie ; leurs femmes ont la démarche hautaine ; leur visage exprime une aisance et une audace incroyables ; aussi ce type étrange frappe-t-il vivement le voyageur et reste-t-il gravé dans ses souvenirs. Il contraste avec celui des femmes de l'Ougogo, qui sont gracieuses, mais timides et promptes à s'effaroucher ; la curiosité de ces dernières s'exerce tout autant sur le bagage que sur la personne du voyageur ; elle n'est indiscrète qu'à distance, et je dois avouer en toute sincérité — comme en toute humilité — n'avoir été, à aucun moment, l'objet dans l'Ougogo, de ces provocations et de ces agaceries dont quelques voyageurs disent avoir été accablés.

Je dois consacrer une mention particulière à l'*Outatourou*, qu'avant mon voyage, aucun explorateur n'avait eu l'occasion de visiter, ni de décrire.

(1) On trouve des coutumes analogues chez les Danakils, sur la Côte occidentale de la Mer Rouge.

Il ne me fallut pas moins de 7 jours de marche pour traverser les immenses forêts de l'Outatourou, guidé par les indications de la boussole, en l'absence de toute carte et de toute donnée positive.

L'*Outatourou* est un pays très-riche en bétail habité par un peuple pasteur qui se nourrit de lait, et surtout de miel; les habitants y ont l'abord rude, la démarche hardie la figure mâle et énergique; ils vivent complètement nus. Les jeunes filles portent une ceinture d'anneaux métalliques, et les femmes mariées, un petit tablier de peau. Cette tribu semble tenir à la nudité comme à un attribut viril ; elle regarde, sans doute, l'usage du vêtement comme efféminé, et dédaigne cet ornement superflu. Cette tradition appartient surtout aux tribus de pasteurs, telles que les Masaïs, dont les Ouatatourous sont une branche.

Il y a quelque intérêt pour l'ethnographe à prendre acte de ce fait d'une tribu africaine, vivant tout-à-fait nue, et ne songeant nullement à se vêtir, quoique sa richesse en bétail lui permette d'acheter l'étoffe non-seulement dans les marchés voisins, mais même sur son propre territoire, qui était autrefois fréquenté par les caravanes d'Arabes ; loin de là, ils ont interdit leur territoire aux traitants Arabes qui le traversaient en se rendant dans l'Ouganda. — On voit, par cet exemple, ce qu'il faut penser du sentiment de la pudeur chez certaines peuplades. (Le tablier rudimentaire des femmes mariées n'est, sans doute, qu'un signe distinctif).

Contrairement à leurs voisins, les Ouagogos et les Ounyamouésis, qui sont très-bavards, les Ouatatourous sont taciturnes ; leur langage est d'une étrange rudesse ;

ils ne parlent que par phrases hâchées et ne se livrent à aucun discours suivi ; leur voix est rauque, saccadée, gutturale ; il semble qu'ils aient peine à émettre une parole bien articulée ; ni les Zanzibarites, ni les Ouanyamouésis de ma caravane ne comprenaient, d'ailleurs, un mot de leur dialecte.

J'ai été amené incidemment à parler des traitants Arabes. Ils ont fondé quelques établissements dans l'Afrique Orientale, à Tabora et à Oudjidji. Contrairement à l'opinion reçue, ils ne semblent guère s'acclimater dans ces contrées ; ils n'y jouissent que d'une apparence de longévité ; leur prétendue longévité n'est autre chose qu'une vieillesse anticipée, et cette circonstance a donné lieu à une erreur de jugement des plus curieuses : tel Arabe, orné d'une longue barbe blanche et que l'on serait tenté de féliciter de sa verte vieillesse, n'a le plus souvent que 45 à 50 ans !

Les Africains orientaux n'ont, en fait de religion, que des idées superstitieuses, la plupart cruelles ou grotesques, que leur esprit n'est pas encore arrivé à coordonner dans un ensemble systématique.

A vrai dire, et je ne fais ici que confirmer les observations de Burton, ils en sont encore à l'athéisme, j'entends à l'athéisme inconscient ; il ne s'agit point là de la négation de l'existence d'un Dieu, mais seulement de l'absence d'idées définies à ce sujet.

Leur pensée n'a pas assez de profondeur, ni leur raisonnement assez de puissance pour rechercher l'explication des phénomènes naturels. Ils n'ont ni culte, ni cérémonies, ni pratiques religieuses ; leurs conceptions intellectuelles ne vont même pas jusqu'au fétichisme et au sabéisme, ces deux formes religieuses des races primitives comportant le culte des objets inanimés et celui des corps célestes.

On ne peut voir un culte dans les pratiques bizarres auxquelles se livrent les Africains Orientaux lors de l'apparition de la nouvelle lune. Leur émotion se manifeste par des cris et par un tapage étourdissant, mais ils n'adressent à la lune aucune prière. Le rite de la prière, qui correspond, dans toutes les sociétés primitives, à l'existence d'un principe général de morale, est absent chez eux, même à l'état rudimentaire, et ils ne se livrent à aucun acte d'adoration.

Les conditions mentales des sauvages sont si différentes des nôtres, qu'il est assez difficile de suivre ce qui se passe dans leur esprit; mais il est certain que, malgré leur croyance aux fantômes, aux esprits, ils n'ont pas la moindre idée d'une vie future.

Ils regardent presque toujours les esprits comme des êtres malfaisants, causant la disette, les maladies et la mort. Ils ne comprennent même pas que la mort est la fin naturelle de la vie ; ils croient fermement qu'il n'y a pas de mort naturelle ; quand un homme ne meurt pas des suites d'une blessure, ils attribuent sa mort à la magie, et malheur à celui sur qui tombent leurs soupçons!

Chez eux, la croyance aux fantômes est bien distincte d'une croyance en une âme immortelle. L'esprit, pour eux, peut survivre quelque temps au corps et hanter les lieux où il a vécu, mais il n'est pas immortel : ils craignent l'esprit de leur père ou de leur frère, celui qui leur a probablement apparu en rêve ; les Ouaségouhas poussent même cette terreur jusqu'à abandonner leurs cases après la mort d'un membre de leur tribu ; mais si on leur demande où est l'esprit de leurs grands pères, comme ils ne leurs apparaissent plus en songe, ils répondront qu'ils n'en savent rien, que leurs grands pères *sont finis* (*Amekwischa*).

Des observations de ce genre ont un grand intérêt en ethnologie, car elles permettent des rapprochements qui donnent l'explication des doctrines théologiques et des cérémonies religieuses des peuples civilisés. (1) C'est ainsi que la science moderne retrouve dans la société sauvage un antique état de l'humanité au point de vue intellectuel et moral, et qu'elle arrive à réunir les éléments nécessaires pour reconstituer le système primitif par lequel a commencé la longue éducation du monde (2) ; et malgré son caractère philosophique, ce n'est pas là le côté le moins intéressant

(1) La persistance du culte rendu à la lune en est un exemple. Quoique monothéiste, le Musulman récite une prière quand il voit poindre la nouvelle lune; au 15e siècle, en Europe, quelques personnes se mettaient encore à genoux pour adorer la nouvelle lune ; dans quelques pays, le paysan regarde encore comme une malechance de n'avoir pas une pièce d'argent dans sa poche quand il voit la nouvelle lune apparaître : on sait que l'argent était autre fois le métal consacré à la lune.

(2) Il y a chez les sauvages des coutumes bizarres, étranges, mais qu'on retrouve chez des peuples d'une race différente, même sur un autre continent. C'est ainsi que chez les Ouanyamouésis, comme chez les Indiens de l'Amérique septentrionale et chez certains peuples d'Asie, il est très-indécent qu'une belle-mère parle à son gendre ou même se permette de le regarder; quand elle a quelque chose à lui faire savoir, elle lui tourne le dos et s'adresse à lui par l'intermédiaire d'un tiers. Les peuples sauvages, on le voit, ont trouvé là un moyen assez curieux d'assurer leur tranquillité domestique.

des études de géographie médicale ayant l'Afrique centrale pour objectif (1).

(1) Nous devons signaler, en finissant, que dans l'*Oudoé*, territoire peu étendu situé près de la côte orientale, les habitants sont anthropophages ; c'est là un fait peu connu, mais certain ; ils mangent à leurs fêtes les morts de leur tribu et des gens de tribus voisines qu'ils vont capturer dans les champs ; ils se servent d'os humains pour ustensiles, mais n'avouent pas leur goût pour la chair humaine ; c'est la seule tribu cannibale qu'on rencontre depuis la côte orientale jusqu'au *Manyéma*, situé, comme on sait, au cœur de l'Afrique centrale. Il est fait mention de l'*Oudoé* dans une lettre adressée, en décembre 1884, à la Société de Géographie de Paris par M. Ledoulx, consul de France à Zanzibar, et d'où nous extrayons un passage intéressant, qui contient sans doute l'explication de l'appétence des gens de l'Oudoé pour la chair humaine : « Les lettres de l'intérieur nous signalent la continuation de la *famine* et l'état déplorable des populations de l'*Oudoé* de l'Ouzigoua, de l'Ouwéré, de l'Ouroungourou, de l'Oukami et de l'Ousagara. *Des affamés n'ont pas eu d'autre ressource pour échapper à la mort que de venir se vendre eux-mêmes par centaines aux trafiquants arabes qui tentent de les exploiter à Zanzibar et à Pemba.* Les chiffres suivants, dont je peux assurer l'authenticité donnent la mesure de la situation désastreuse de ces contrées ; un nègre adulte se vend actuellement à Dar-es-Selam deux roupies, c'est-à-dire moins de 4 fr. 50 ; les femmes atteignent à peine le double de cette somme. Les risques du transport décuplent la valeur de cette illicite marchandise rendue à Zanzibar ou à Pemba. »

APPENDICE

Toute la région de l'Afrique Orientale comprise entre la côte et l'Ougogo vient d'être annexée — sur le papier, s'entend — par l'empire d'Allemagne. Les conditions dans lesquelles s'est opérée cette annexion, jusqu'ici *nominale et fictive*, s'imposent aux méditations du lecteur. Sous ce titre : « *Les acquisitions allemandes dans l'Est Africain.* » *le Précurseur d'Anvers*, du 30 mars 1885 nous donne quelques détails à cet égard :

« La petite expédition (composée de cinq personnes seulement) envoyée à Zanzibar au mois de septembre de l'année dernière par la commission de la « *Société de colonisation allemande* » était placée sous la direction du docteur Karl Peters. *Arrivée à Zanzibar le 4 novembre, elle était parvenue, à la date du 14 décembre, à conclure douze traités avec dix cheikhs ou sultans indépendants ou soi-disant tels*, par lesquels un territoire d'environ 2,500 milles carrés allemands, c'est-à-dire environ 130,000 *kilomètres carrés*, ou l'étendue d'une vingtaine de départements français moyens, *était cédé en toute souveraineté et à perpétuité à la Société de colonisation.*

« Ce territoire comprend les pays suivants :

1° L'*Uséguha*; ce district est situé sur la côte ferme, juste vis-à-vis de l'île de Zanzibar; les points du littoral où la juridiction du sultan de Zanzibar est effectivement établie sont seuls exceptés de la cession; 2° *le Ngourou*, au nord-ouest de l'Useguha, contrée montagneuse que traverse le cours supérieur de la belle rivière Ouami ; 3° l'*Usagara*, au sud-ouest de l'Useguha, où se trouve la station de Condoa, fondée par le capitaine français Bloyet; 4° l'*Ukami*, contrée de moindre étendue située au sud de l'Useguha.

« D'après une communication adressée à la *Gazette nationale*, de Berlin, par le docteur Fisher, qui a parcouru ces territoires, leur altitude moyenne est de 350 à 500 mètres au-dessus du niveau de la mer. Le pays est bien arrosé, son aspect est fort agréable et les beaux paysages y abondent; *toutefois, M. Fisher s'empresse de reconnaître que ce n'est pas encore là qu'il serait possible de fonder de véritables colonies agricoles pour des immigrants de races européennes. Même sur les points les plus élevés, l'homme blanc y est sujet a des fièvres de mauvaise nature. Selon lui, ce qu'on peut chercher à créer, c'est une de ces « colonies de plantations » où une douzaine d'Européens suffit à diriger plusieurs milliers de travailleurs nègres « qu'on parviendra peut-être à se procurer à la longue », ajoute-t-il assez dubitativement.....*

« Toujours est-il que l'empereur Guillaume aurait déjà, d'après la *Gazette nationale*, octroyé à la *Société de colonisation allemande* une « *lettre de protectorat* » *pour les territoires acquis en son nom, et que la Société pour se* *mettre en mesure d'en commencer l'*EXPLOITATION, vient de constituer une « *Compagnie allemande de l'Afrique orientale* » à la tête de laquelle est placé un « *Directoire* » nommé pour quinze ans et dans lequel figurent les noms de plusieurs personnalités appartenant à la noblesse ou à l'administration de l'empire. »

L'historien des entreprises africaines en ce siècle éprouvera sans doute quelques embarras à expliquer par quel miracle la mission Karl Peters est parvenue, *en moins de 40 jours*, à se faire céder, *en toute souveraineté et à perpétuité*, un territoire de 130.000 *kilomètres carrés*, appartenant à des chefs *indépendants* ou *soit disant tels*.

Quant aux bienfaits que les Africains orientaux ont à attendre de « *l'exploitation* » allemande, on peut s'en faire une idée par la noble protestation qu'élevait récemment le savant explorateur russe Mikloukho-Maclay contre les annexions allemandes en Nouvelle-Guinée.

L'éminent voyageur y a séjourné seul plus de quatre ans, entre 1872 et 1880, et a réussi, sans faire violence aux mœurs et aux habitudes des Papous, à adoucir leur caractère et à leur inspirer une confiance et un respect presque superstitieux.

Il paraît médiocrement rassuré sur les conséquences immédiates de l'annexion, car il a envoyé dès le 9 janvier au prince de Bismarck le télégramme suivant : « *Prince Bismarck. Berlin. Les natifs de la côte Maclay repoussent l'annexion allemande* ».

En même temps, il adressait une lettre explicative au chancelier allemand, et une autre lettre à l'empereur de

Russie pour le presser de proclamer l'*autonomie* de la côte Maclay (1).

Voici dans quels termes il a exposé à un rédacteur du *Daily Telegraph* les raisons pour lesquelles il s'oppose à l'annexion allemande :

« I. — J'ai promis plus d'une fois aux natifs de la côte Maclay de m'opposer de tout mon pouvoir aux malheurs qu'entraînerait l'invasion des blancs. Ce moment étant venu, je dois agir comme leur porte-parole.

« II. — J'ai vu durant mes voyages dans le Pacifique, de nombreux exemples des *fourberies* et des *spoliations* dont les commerçants allemands se rendent coupables envers les natifs. *Jamais le gouvernement allemand n'a pris aucune mesure (ni au sujet de la traite ni au sujet du commerce des armes à feu et des spiritueux) pour s'y opposer.* Au contraire, il a plus d'une fois donné à ces commerçants ou à leurs associés des postes consulaires ; sur leurs indications, les officiers de la marine militaire allemande ont souvent été amenés à commettre de graves injustices envers les natifs.

« III. — *N'étant nullement assuré que cette politique sera abandonnée,* j'ai décidé de réclamer pour la côte Maclay la protection d'un *règlement international* et de demander à l'Angleterre, à la France, à la Russie et à l'Allemagne de

(1) Voir le *Temps* du 14 mars 1885.

reconnaître collectivement l'*autonomie* de la côte Maclay. Les principes que proclamerait ce *règlement international* seraient les suivants :

1° Respect absolu de tous les droits des natifs en leur qualité d'*hommes* ;

2° Interdiction de la traite et de l'esclavage ;

3° Facilités égales pour les missionnaires de toutes les nations et de toutes les religions, considérés comme éducateurs des natifs ;

4° Conditions égales faites aux commerçants de toutes les nations sans distinction.

« IV. — Ma requête au sujet de l'autonomie de la côte Maclay a été adressée au gouvernement anglais en octobre 1883. Je l'ai répétée dans une lettre à lord Derby du 10 novembre 1884, et j'ai adressé en même temps une semblable requête au Ministre des affaires étrangères de Russie.

« V. — Ma dernière et *ma plus forte raison pour réclamer le libre gouvernement des natifs sous un contrôle international est la conviction que le temps est venu ou viendra prochainement où les races de couleur seront reconnues par les nations civilisées comme protégées par le droit des gens international et ne seront plus traitées comme des bêtes fauves bonnes à être réduites en esclavage ou exterminées comme des animaux malfaisants.* »

TABLE DES MATIÈRES

Pages

AVANT-PROPOS 7

PREMIÈRE PARTIE

(Aperçu de la pathologie des Européens dans l'Afrique intertropicale)

I. — Considérations générales 15
II. — Des fièvres palustres 34
III. — De la dyssenterie 49
IV. — Des affections du foie 56
V. — Des autres maladies 60
VI. — Quelques mots sur la prophylaxie et le traitement 72
VII. — De l'acclimatement 81

SECONDE PARTIE

(Notes et observations de Géographie médicale)

I. — Indications sommaires sur la route suivie dans la région insalubre entre Bagamoyo et Mpouapoua 97

II. — Notes de climatologie, d'ethnologie et d'anthropologie recueillies à Mpouapoua, à la frontière de l'Ougogo 100

III. — Note sur un cas de dyssenterie, suivi de mort, observé chez un voyageur européen dans l'Outatourou, pendant la saison des pluies 107

IV. — Observations d'anthropologie recueillies dans l'Ounyamouési 116

V. — Observations d'ethnologie sur les Africains orientaux 125

Appendice 140

Lons-le-Saunier. — Imp. J. Mayet et Cie, rue Saint-Désiré, 20.

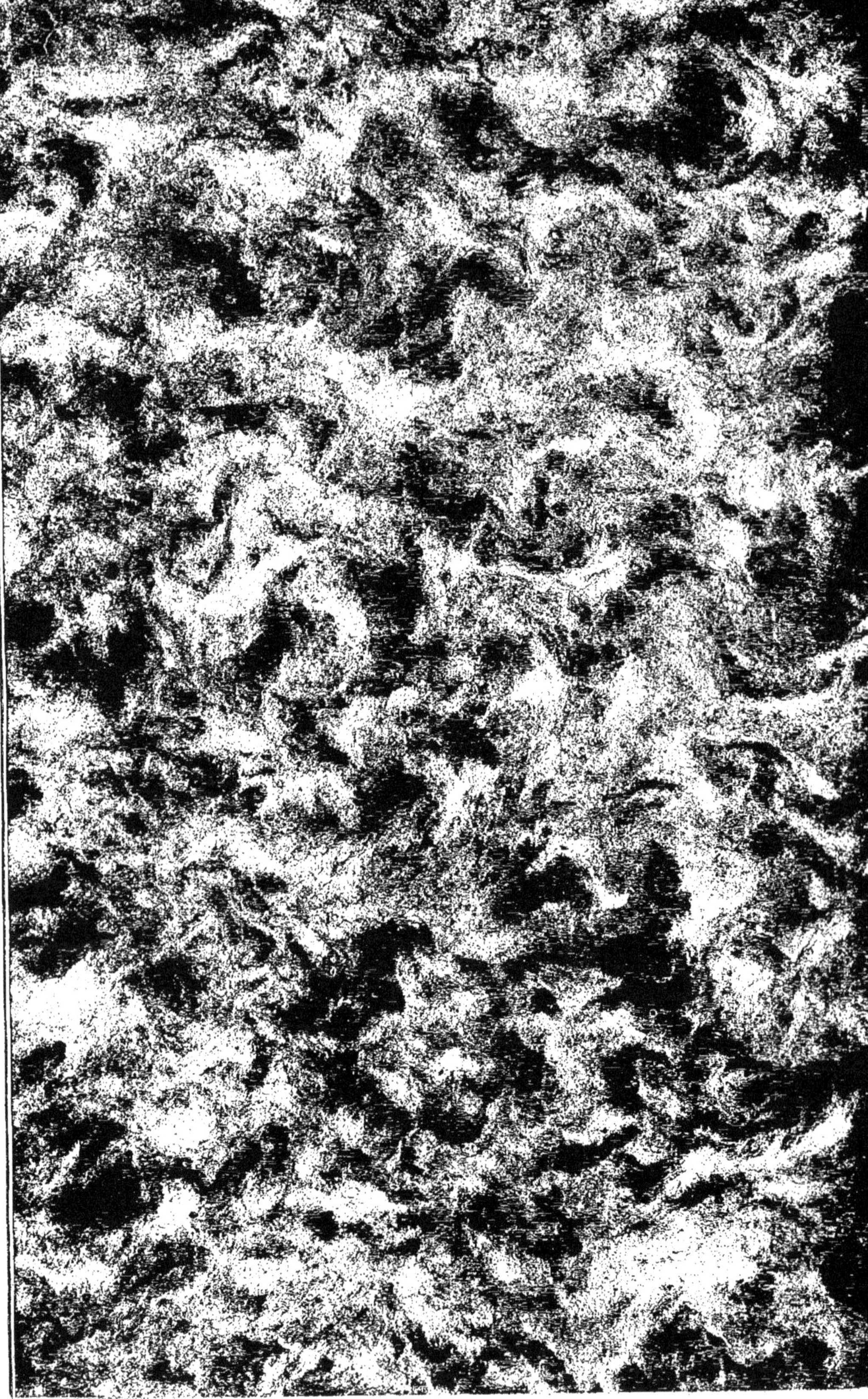

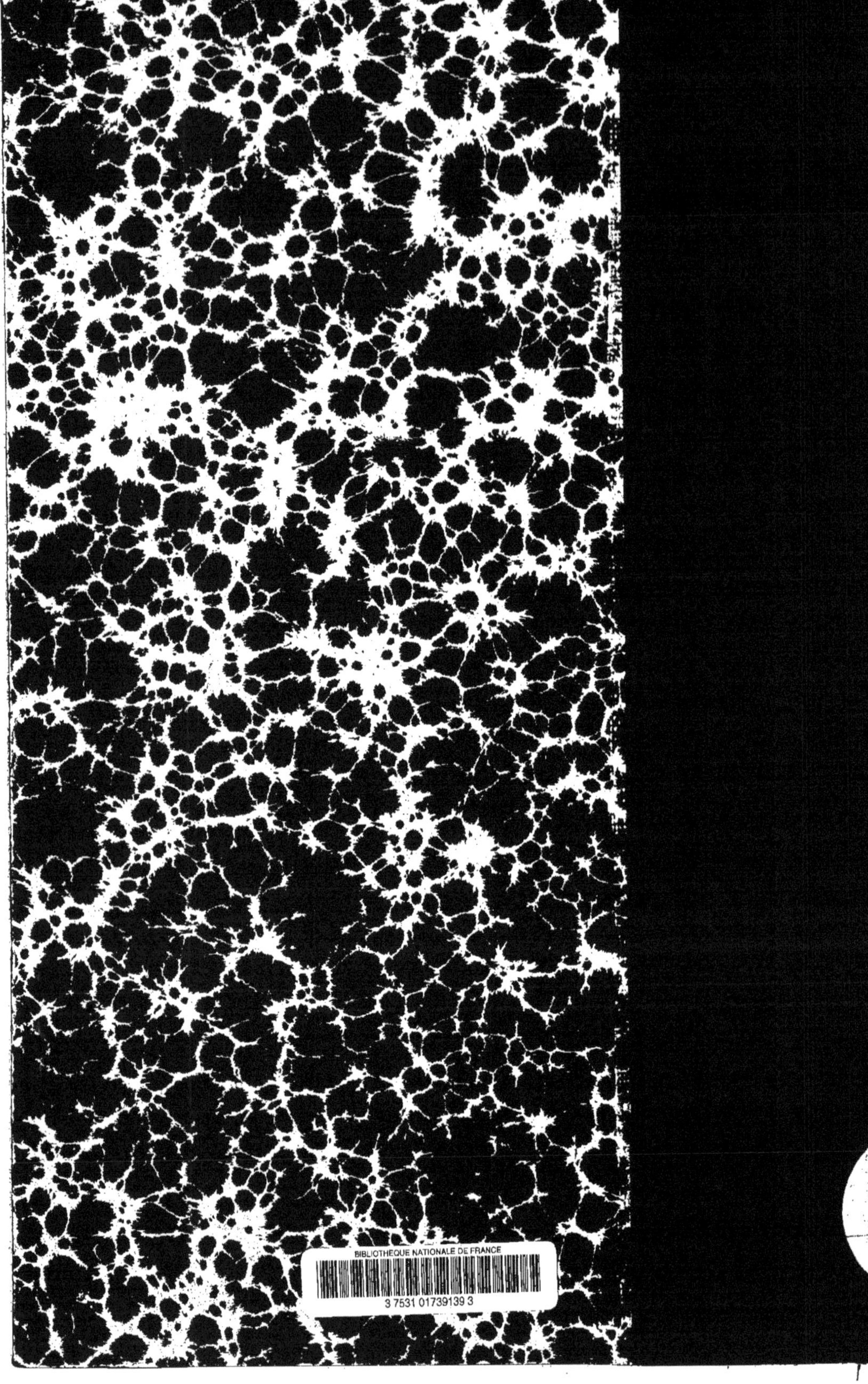

www.ingramcontent.com/pod-product-compliance
Ingram Content Group UK Ltd.
Pitfield, Milton Keynes, MK11 3LW, UK
UKHW022103190726
13855UKWH00002B/612